Michel Odent

Im Einklang mit der Natur

Michel Odent

Im Einklang mit der Natur

Neue Ansätze der sanften Geburt

Aus dem Englischen
von Christoph Trunk

Walter

Titel der englischen Originalausgabe:
The Farmer and the Obstetrician

Free Association Books Ltd. represented by Cathy Miller
Foreign Rights Agency, London, England

Bibliografische Information der Deutschen Bibliothek

Die Deutsche Bibliothek verzeichnet diese Publikation in der Deutschen Nationalbibliografie; detaillierte bibliografische Daten sind im Internet über http://dnb.ddb.de abrufbar.

Druck und Bindung: Clausen & Bosse, Leck
ISBN 3-530-42184-7
www.patmos.de

Inhalt

Widmung

Dieses Buch ist *Roland Chevriot* (1936–1988) gewidmet, einem der einflussreichsten Menschen des 20. Jahrhunderts.

Roland Chevriot lud mich 1977 ein, beim jährlichen Kongress der ökologischen Vereinigung Nature et Progrès in der Nähe von Paris zu sprechen. Ich sollte etwas zum Thema natürliche Geburt sagen. Die anderen Teilnehmer waren Bauern, die miteinander über Ökolandbau diskutierten. Ich begriff, dass diese scheinbar unverbundenen Themen für Roland zusammengehörten. Wir sprachen darüber, wie riskant es ist, Gott zu spielen und sich die Natur so weit unterwerfen zu wollen, dass man die Grenzen überschreitet, innerhalb deren es noch eine gewisse Sicherheit gibt. Die Bauern, denen ich bei der Tagung zuhörte, waren anders als die der ländlichen Region, wo ich praktizierte. Sie ließen eine tief verwurzelte Achtung vor Mutter Erde erkennen. Seit jenem Tag ist meine Arbeit von einer Grundfrage bestimmt: Unter welchen Voraussetzungen kann sich diese Achtung vor Mutter Natur entwickeln?

Roland und seine Frau Monica sahen den Ökolandbau in einem größeren Zusammenhang, als einen Aspekt eines umfassenden Lebensstils. Im Jahr 1976 baten sie mich, in ihrem Haus bei der Geburt ihres jüngsten Kindes dabei zu sein. Normalerweise hätte ich die Bitte zurückweisen müssen. Weil ich zu jener Zeit Vollzeit im Krankenhaus arbeitete, war es mir nicht erlaubt, außerhalb zu praktizieren. Allerdings konnte ich sie als Freund besuchen. So kam es, dass ich die Geburt von Anne miterlebte, am 14. Juni, gleich nach Mitternacht im Mondlicht, während die Fenster weit offen standen und die Pfauen im Park schrien. Das war für mich die Entdeckung der Hausgeburt.

1969 war Roland eines der aktivsten Mitglieder eines kleinen Verbandes von eigenwilligen und wenig beachteten französischen Laienagronomen, die für den Ökolandbau eintraten.

Leider kamen alle anderen aktiven Mitglieder bei einem Autounfall ums Leben. So wurde Roland, ein kreativer Wissenschaftler im Fachgebiet Metallguss, zur Seele und treibenden Kraft von Nature et Progrès. 1972 ging er in die USA und lernte dort Jerome Rodale kennen, den Autor von *Pay Dirt*, dem Klassiker des US-amerikanischen Öko-Kanons. Rodale gab auch die Zeitschrift *Organic Farming and Gardening* heraus, arbeitete zusammen mit Ehrenfried Pfeiffer, dem nach dem Tod von Rudolf Steiner führenden Vertreter des biodynamischen Anbaus, und wurde von herausragenden Vordenkern der ökologischen Landwirtschaft wie Robert McCarrison und Sir Albert Howard beeinflusst.

Als Roland nach Frankreich zurückkehrte, war es für ihn völlig klar, dass sich die vielen kleinen Gruppen auf der ganzen Welt, die mit Ökolandbau befasst waren, so rasch wie möglich zusammenschließen mussten. Unverzüglich machte er sich daran, seine Beziehungen spielen zu lassen und eine Konferenz zu organisieren. Sie fand im November 1972 im Kongresszentrum von Versailles statt und versammelte eine Kerngruppe von hoch motivierten Leuten unter anderem aus Frankreich, den USA, Großbritannien, Deutschland, Schweden und Südafrika. So entstand IFOAM, die Internationale Vereinigung biologischer Landbaubewegungen (International Federation for Organic Agriculture Movements). Die internationale Werbe- und Lobbyarbeit von IFOAM für den Ökolandbau gewann mit den Jahren immer mehr an Bedeutung und Einfluss. In den 80er-Jahren wurde der IFOAM ein offizieller beratender Status bei der UNO-Abteilung für Öffentlichkeitsinformation (United Nations Department of Information, UNDPI) zuerkannt, und die Zusammenarbeit mit der Welternährungsorganisation (Food and Agriculture Organisation, FAO) begann. Die Weltgesundheitsorganisation (WHO), die Weltbank, die Welthandelsorganisation (WTO), Greenpeace, der WWF (World Wide Fund for Nature; internationale Umweltstiftung), Via Campesina und viele weitere internationale Institutionen und Nichtregierungsorganisationen wurden zu Dialogpartnern der IFOAM.

In den 70er-Jahren setzte sich Roland auch dafür ein, die Idee einer »ökologischen Messe« zu realisieren. Als Visionär und Mann der Tat organisierte er 1976 die erste »Marjolaine«-Ausstellung in Paris. Diese Ökomesse war weit mehr als ein Markt. Sie war gleichzeitig ein Forum für Diskussionen und Tagungen. Die erwähnte Veranstaltung zum Thema Geburt fand an einem Sonntagnachmittag statt, und es kamen so viele Leute, dass der Raum viel zu klein war. Roland ging es darum, in der breiten Öffentlichkeit ein Bewusstsein für ökologische Fragen zu fördern. Seit 1976 findet jedes Jahr eine »Marjolaine« statt. Diese Pariser Messe ist in Frankreich ein wichtiges Ereignis, und in anderen Städten veranstaltet man mittlerweile ähnliche Ausstellungen.

In den 80er-Jahren verfolgte Roland ein weiteres ehrgeiziges Projekt. Er beschaffte sich die Erlaubnis, ein in öffentlichem Besitz befindliches Schloss zu nutzen. Im Schloss von Chamarande nahe bei Paris wollte er die »Universität des 21. Jahrhunderts« aufbauen. Leider schien die Zeit dafür aber noch nicht reif zu sein. Das Projekt fand nicht die Unterstützung, die es verdient hätte. Eines der letzten bedeutsamen Ereignisse in dem Schloss war eine Konferenz zum Thema Mensch und Wasser im Jahr 1983. Erneut gelang es Roland, eine auf den ersten Blick heterogene und eigentümliche Gruppe von Teilnehmern zusammenzubringen: In einer Diskussionsrunde traf ich auf John Lilly, den US-amerikanischen Delfinexperten, und auf Jacques Mayol, den berühmten Taucher und späteren Helden des Films *Le Grand Bleu (Im Rausch der Tiefe)*.

Der tragische Tod von Roland im Jahr 1988 fand in der Öffentlichkeit keinerlei Beachtung. Fragen Sie auf den Straßen einer französischen Stadt aufs Geratewohl Passanten, wer Roland Chevriot war. Ich bezweifle, dass Sie die richtige Antwort bekommen werden …

Vorwort

Die folgenden Seiten sind ein Versuch, die Geschichte des 20. Jahrhunderts zu erforschen. Ich konzentriere mich dabei auf praktische Aspekte. Im Mittelpunkt stehen zwei Phänomene – industrialisierte Landwirtschaft und industrialisiertes Gebären –, die wir analysieren und verstehen müssen, um für die kommenden Jahrhunderte gerüstet zu sein. In einer Zeit, in der uns klar wird, dass die Beherrschung der Natur bestimmte Grenzen nicht überschreiten darf, muss auch die Geschichtsschreibung sich wandeln. Bislang handeln Geschichtsbücher vor allem von den Beziehungen und insbesondere den Konflikten zwischen Gruppen von Menschen. Jetzt aber ist es an der Zeit, dass das plötzliche Aufreißen der Kluft zwischen uns Menschen und den Gesetzen der Natur ins Zentrum der modernen Geschichtsschreibung rückt.

Nach einem Jahrhundert, das durch die Industrialisierung von Landwirtschaft und Geburt geprägt war, ist eine neue wissenschaftliche Wahrheit nur durchzusetzen, wenn wir die Fähigkeit entwickeln, langfristig zu denken und den Blick weit in die Zukunft zu richten. Max Plancks Feststellung in seiner »Wissenschaftlichen Selbstbiografie« gilt heute mehr denn je: »Eine neue wissenschaftliche Wahrheit pflegt sich nicht in der Weise durchzusetzen, dass ihre Gegner überzeugt werden und sich als belehrt erklären, sondern vielmehr dadurch, dass die Gegner allmählich aussterben und dass die heranwachsende Generation von vornherein mit der Wahrheit vertraut gemacht ist.« Deshalb hoffe ich, dass dieses Buch eine neue Generation junger Menschen erreichen wird.

Dank

Ich bin all denen zu Dank verpflichtet, deren Ratschläge und Kommentare in dieses Buch eingegangen sind. Nennen möchte ich insbesondere: Sylvie Donna, Daniele Lamarche, Diane Speier, Jeannine Parvati Baker, Sara Wickham, die »Königin der evidenzgestützten Geburtshilfe«, und Liliana, die »Göttin der Doulas«.

1 Der letzte Tropfen

Wenn in früheren Zeiten eine Seuche ausbrach, fasste man sie als eine Naturkatastrophe auf. Heute sehen wir das nicht mehr unbedingt so. Die Wende trat ein, als die Zwillingsplagen BSE und Maul- und Klauenseuche Großbritannien und andere europäische Länder heimsuchten. Epidemien dieser Art führten dazu, dass die öffentliche Meinung sich binnen kurzem gegen die Industrialisierung der Landwirtschaft wandte. Mit ihnen begann eine neue Phase in der Geschichte von Ackerbau und Viehzucht. Der Ausbruch der Maul- und Klauenseuche war ganz einfach der Tropfen, der das Fass zum Überlaufen brachte.

Ein Aha-Erlebnis

Die Tierseuchen sind eine Gelegenheit, uns darüber klar zu werden, wie tief die Kluft ist zwischen wissenschaftlichen Erkenntnissen, die zur Verfügung stehen, und einem Bewusstsein, das uns zum Handeln antreibt. Sie haben uns gezeigt, dass die Menschheit als Ganzes eine Art Aha-Erlebnis haben kann. Ereignisse, die ein solch plötzliches Bewusstwerden auslösen, lassen sich nicht vorhersagen. Entscheidend ist der Zeitpunkt, zu dem sie stattfinden.

Im Prozess der Industrialisierung besteht die Tendenz, sich den Gesetzen der Natur entgegenzustellen oder sich sogar über sie hinwegzusetzen – bis zu dem schicksalhaften Tag, an dem dann eine Aufsehen erregende Katastrophe eintritt. Wir können heute beobachten, dass die Landwirtschaft an einem Wendepunkt angelangt ist. Wir sollten aber auch andere Aspekte der Industrialisierung betrachten, etwa die Industrialisierung des Gebärens, die direkte Konsequenzen für das menschliche Leben hat.

Maul- und Klauenseuche

»Für Tiere ist die Maul- und Klauenseuche nur so schlimm wie eine schwere Erkältung für Menschen«, so Abigail Woods, Tierärztin und Expertin für die Geschichte der Krankheit. Bis zum Ende des 19. Jahrhunderts trat die Krankheit in ganz Großbritannien häufig auf, und sie kommt nach wie vor örtlich begrenzt in großen Teilen Afrikas, Asiens und Südamerikas vor. Experten gehen im Allgemeinen davon aus, dass die Krankheit sich auf die menschliche Nahrungskette nicht auswirkt und für die Gesundheit der Bevölkerung keine Bedrohung darstellt. Sie befällt in der Regel paarhufige Säugetiere. Es gibt zwar Berichte über Infektionen beim Menschen, aber nur wenige der Fälle wurden durch Isolation des Virus bestätigt. Eine Übertragung von Mensch zu Mensch ist bisher nie dokumentiert worden. Es liegt auch keine Studie zur Häufigkeit einer symptomlos verlaufenden Infektion beim Menschen vor.

Bei dieser Familie von Viruserkrankungen ist natürlich stets Vorsicht geboten, weil das Virus, theoretisch gesehen, rasch mutieren kann. Dass die Krankheit beim Menschen aber so selten auftritt, trotz langen und engen Kontakts mit infizierten Tieren, spricht eher für ein sehr geringes Risiko. Warum hat also der Ausbruch dieser Seuche in Großbritannien einen derartigen Wirbel verursacht?

In einer Zeit, in der die Medien für die flächendeckende Verbreitung farbiger Bilder sorgen, versetzten die Fotos von der Massenschlachtung gesunder Rinder, Schweine und Schafe einem großen Teil der Bevölkerung, darunter auch Landwirten, einen Schock. Dieser Schock begünstigte das Reifen eines neuen Bewusstseins. Peter Melchett, Farmer in Norfolk, schrieb in einer großen britischen Zeitung: »Viele von uns hoffen, dass die intensive Landwirtschaft mit der Maul- und Klauenseuche ihren letzten grässlichen Seufzer tut.« Vor allem wegen des Zeitpunkts, zu dem sie ausbrach, wird die Epidemie als ein Markstein in der Geschichte der Landwirtschaft im Gedächtnis bleiben. Sie trat auf, als BSE noch immer ein beherrschendes Thema war, und machte deutlich, dass das System der industrialisierten Landwirtschaft eine Strategie der sofortigen Vernichtung bevorzugt. Eine Krankheit, die oft den Appetit der Tiere dämpft und den Milchertrag senkt, ist mit der Vorstellung hoher Produktivität unvereinbar. BSE schuf die Voraussetzungen für ein neues Bewusstsein, und die Maul- und Klauenseuche war der Auslöser, durch den es dann mit einem Mal zutage trat.

Rinderwahnsinn

BSE ist die beunruhigendere der beiden Krankheiten. Die Abkürzung steht für »bovine spongiforme Enzephalopathie« (schwammartige Hirnkrankheit des Rindes) und deutet darauf hin, dass das Gehirn im Laufe der Erkrankung zunehmend durchlöchert wird. BSE gehört zu einer Gruppe von stufenweise fortschreitenden neurologischen Erkrankungen, die als transmissible, das heißt übertragbare, spongiforme Enzephalopathien (TSE) bezeichnet werden.

Auch die beim Menschen auftretende und tödlich verlaufende Creutzfeldt-Jakob-Krankheit (CJK) fällt in diese Kategorie. Deshalb sind die Ängste nachvollziehbar, die wach wurden, als man eine neue Spielart dieses schrecklichen Leidens beschrieb und einen Zusammenhang mit dem Rinderwahnsinn vermutete. Auch heute gehen noch viele davon aus, dass Menschen sich mit der neuen Variante der Creutzfeldt-Jakob-Krankheit (vCJK) anstecken können, wenn sie Fleisch von BSE-Rindern verzehren. Die eigentliche Creutzfeldt-Jakob-Krankheit befällt vorwiegend ältere Menschen, während die vCJK überwiegend bei Jüngeren auftritt. Das rasche und grausige Sterben setzt mit Stimmungsschwankungen, Benommenheit und Bewegungsstörungen ein. Opfer der vCJK sterben meist innerhalb von vier Monaten nach Einsetzen der ersten Symptome. Eine Behandlungsmethode gibt es bislang nicht.

Dass BSE so viel Angst und Schrecken verbreitet, hat viele Gründe. So ist der Zusammenhang zwischen der Rinderkrankheit und CJK nach wie vor ungeklärt. Je größer die Unklarheit, desto größer die Angst. Die Krankheitserreger, die diese degenerativen Störungen des Nervensystems auslösen, sind noch immer geheimnisumwittert. Sie sind weder Viren noch Mikroben und bestehen aus Protein und sonst nichts. Man bezeichnet sie als »Prionen«. Laut der derzeit vorherrschenden Theorie verwandeln Prionen normale, harmlose Eiweißmoleküle einfach dadurch in gefährliche Moleküle, dass sie sie dazu bringen, ihre Gestalt zu verändern. Prionen sind die widerstandsfähigsten von allen Krankheitserregern und können unter Bedingungen überleben, denen Bakterien und Viren nicht gewachsen sind.

Ein weiterer Grund für die Angst ist, dass beim Menschen die übertragbaren (transmissiblen) spongiformen Enzephalopathien (TSE), die in 100 % der Fälle zum Tod führen, erst nach vielen Jahren Symptome hervorrufen. Manche eifrige Rindfleischesser werden mit dem Damoklesschwert, das über ihnen schwebt, leben müssen.

Die von TSE heraufbeschworene Angst beschränkt sich nicht auf Europa. Sie breitet sich bis nach Japan aus, wo man zumindest einen Fall beschrieben hat, und bis nach den USA und Kanada, wo bislang nur einzelne Fälle von BSE und vCJK registriert wurden. Die meisten Voraussetzungen, die man mit der Epidemie in Großbritannien in Verbindung bringt, sind auch auf dem nordamerikanischen Kontinent gegeben. Bräche dort eine ähnliche Epidemie wie in Großbritannien aus, würde sie noch katastrophalere Ausmaße annehmen, denn in Großbritannien gab es ursprünglich etwa 10 Millionen Rinder, in den USA dagegen sind es über 100 Millionen. Vielleicht hängt es nur vom Zufall ab, ob Nordamerika einer Epidemie entgeht.

Die allgemeine Besorgnis wuchs, als bekannt wurde, dass bestimmte Medikamente und Impfstoffe, insbesondere gegen Kinderlähmung, Diphtherie und Tetanus, mit Produkten hergestellt waren, die mit BSE infiziert sein konnten. Wie hoch ist aber das tatsächliche Risiko, sich durch Substanzen, die aus Rinderbestandteilen hergestellt sind, mit einer Krankheit wie vCJK anzustecken? Man muss dabei eine ganze Reihe von Faktoren in Betracht ziehen, unter anderem, welche Art von Gewebe und wie viel davon verarbeitet wurde, wie alt die betreffenden Rinder waren und aus welchem Land sie stammten. Je nachdem, ob fötales Kälberserum aus Großbritannien, Fermentationsbrühe mit Rinderbestandteilen vom europäischen Kontinent oder Gewebe aus den USA verwendet wurde, ist das Risiko als höher oder geringer einzustufen. Nach den pessimistischsten Schätzungen müsste man mit einem Fall von vCJK in 5 000 Jahren rechnen, wenn man 4 Millionen Kinder impft, was einem gesamten Geburtsjahrgang der USA entspricht.

Zu dem Risiko, sich durch den Verzehr von BSE-Fleisch mit vCJK zu infizieren, sind bislang keine seriösen Schätzungen möglich. Eine Erkrankung setzt möglicherweise eine genetisch bedingte Anfälligkeit voraus, über die man aber noch nicht viel weiß. Es gibt Vermutungen, dass die bisher erfassten vCJK-Patienten eine genetische Prädisposition für eine kurze Inkubationszeit hatten. Demnach wären noch erheblich mehr Erkrankungen zu erwarten. Jedenfalls scheint die Zahl heute weit unter der zu liegen, die bei einer Ansteckung über die Nahrung eigentlich anzunehmen wäre.

Andererseits wissen wir aus Untersuchungen an Schafen und Ziegen, die sich auf natürlichem Wege mit der Traberkrankheit (Scrapie) angesteckt hatten, dass der wirksamste Übertragungsweg die direkte Injektion des TSE-Erregers ist. Am größten ist die Infektionsgefahr bei einer Injektion ins Gehirn, am geringsten bei einer Aufnahme über die Nahrung. Wir wissen auch, dass bei Schafen das Hirngewebe 100 Millionen Mal infektiöser ist als das Muskelgewebe, und wir können davon ausgehen, dass das auch bei Rindern so ist. Wenn also 1 Gramm Rinderhirn 10 Millionen infektiöse Einheiten enthält, enthält ein Beefsteak 0,1 infektiöse Einheiten pro Gramm. Dieses Denken in Größenordnungen mag etwas befremdlich wirken, ist aber notwendig, um Klarheit zu schaffen.

Eine Flutwelle

Der Raum, den das Thema BSE seit einem Jahrzehnt in den Medien einnimmt, entspricht wahrscheinlich nicht dem realen Ausmaß der Bedrohung, die BSE für die Gesundheit der Menschheit und insbesondere für die ungeborenen Generationen darstellt. Die weitverbreitete Angst und Sorge hat aber maßgeblich dazu beigetragen, dass ein neues Bewusstsein entstehen konnte.

Mit einem Mal wurde überall auf der Welt die Industrialisierung der Landwirtschaft mit Skepsis betrachtet. Selbst hochoffizielle Gutachten nahmen unmissverständlich die industrialisierte Landwirtschaft ins Visier. In Großbritannien kam eine an die entsprechenden Minister gerichtete Expertise zu dem Schluss: »BSE entwickelte sich zu einer Epidemie aufgrund eines in der intensiven Landwirtschaft üblichen Verfahrens – der Aufbereitung von tierischem Eiweiß zu Futter für Wiederkäuer. Diese Verfahrensweise, die man jahrzehntelang nicht hinterfragte, erwies sich als der sichere Weg in die Katastrophe.« Bald darauf brach die Maul- und Klauenseuche aus. Die Zeit war reif, eine neue Seite in der Geschichte der Landwirtschaft aufzuschlagen.

Die geschilderten Zusammenhänge rückten plötzlich ins allgemeine Bewusstsein und zogen eine regelrechte Welle von Ereignissen nach sich. Die Metzger hatten wenig Grund zur Freude. Supermärkte setzten mit einem Mal wesentlich mehr Nudeln, Reis und Fisch ab. In den Medien und in der öffentlichen Diskussion wurde eine Vielzahl von Themen und

Fragen, die mit der industrialisierten Landwirtschaft zu tun hatten, plötzlich unter einem ganz neuen Blickwinkel behandelt. In den Zeitungen waren zahlreiche Artikel zu verschiedenen Nutztieren, von Rindern, Schweinen und Schafen bis hin zu Pferden, zu lesen. Die erstaunlichen Experimente, die Albert Howard zu Beginn des 20. Jahrhunderts in Indien durchgeführt hatte, wurden der Vergessenheit entrissen. Howard hatte ein System von Maßnahmen entwickelt, das den allgemeinen Gesundheitszustand und die Vitalität verschiedener Gruppen von Ochsen fördern sollte. Er setzte die gesunden Tiere einer Reihe von Krankheitserregern aus, die zu jener Zeit in Indien verbreitet waren. Die Ochsen kamen, Nase an Nase, in Kontakt mit Tieren, die an Maul- und Klauenseuche litten. Sie steckten sich jedoch nicht an, und Howard zog daraus den Schluss, dass Ausbrüche der Maul- und Klauenseuche ein sicheres Zeichen für schlechte Viehhaltung seien.

Als im Jahr 2001 eine mysteriöse Krankheit Hunderte von Fohlen im Bluegrass Country von Kentucky dahinraffte und in Lexington, der Welthauptstadt der Rennpferdezucht, zu enormen finanziellen Einbußen führte, lag einem Experten für Pferde-Epidemiologie viel daran, zu betonen, dass die Krankheit nichts mit BSE oder Maul- und Klauenseuche zu tun habe.

Es erschien eine Vielzahl von Artikeln über Geflügelzucht und Geflügelkrankheiten. Die Öffentlichkeit begann sich auch sehr für Aspekte des Getreide-, Gemüse- und Obstanbaus zu interessieren. Die Gefahren, die von Insekten-, Unkraut- und Pilzvernichtungsmitteln sowie von Düngemitteln ausgehen, waren gängiger Gesprächsstoff. Der allgemeine Tenor war: »Bio ist gesünder.«

2 Wichtige Anliegen und einschneidende Ereignisse

Epidemien und Massenschlachtungen haben ein neues Kapitel in der Geschichte der Landwirtschaft eingeläutet. Wir müssen uns aber vergegenwärtigen, welche Punkte für uns hier vor allem von Interesse sind. Im Zeitalter der Massenkommunikation konzentriert sich die öffentliche Aufmerksamkeit meist auf die allerneuesten Sensationen und Skandale. Es ist deshalb wichtig, zu formulieren, was unsere hauptsächlichen Anliegen sind.

Unsere Sorge gilt unter anderem der Tatsache, dass die intrauterine Umwelt durch eine Vielzahl von fettlöslichen synthetischen Substanzen verschmutzt ist. Viele dieser Stoffe stehen in engem Zusammenhang mit der industriellen Landwirtschaft, insbesondere mit der Insekten- und Unkrautbekämpfung. Sie sind fettlöslich, ganz gleich, welcher chemischen Stoffklasse sie zuzuordnen sind. Viele von ihnen sind langlebig und sammeln sich im Lauf der Jahre in unserem Fettgewebe an. Wir alle haben Hunderte von synthetischen Substanzen in unserem Körper, vorwiegend polychlorierte Stoffe. Sie wären vor 50 Jahren noch nicht in unseren Körper gelangt, weil sie damals noch gar nicht existierten.

Um zu verstehen, was die Verschmutzung der intrauterinen Umwelt bedeutet, müssen wir uns zunächst die wesentlichen Erkenntnisse zu Gesundheit und Krankheit vor Augen führen, die wir in den letzten 15 Jahren gewonnen haben. Wer einen Blick in die Datenbank unseres Primal Health Research Centre (Besuchen Sie unsere Website unter www.birthworks.org/primalhealth.) wirft, der wird sich der Einsicht kaum verschließen können, dass unsere gesundheitliche Verfassung in hohem Maße von der Zeit geprägt ist, die wir im Mutterleib verbracht haben. Unsere Datenbank enthält Hunderte von wissenschaftlichen Befunden dazu, wie der Gesundheitszustand von Erwachsenen, Jugendlichen und Kindern mit Ereignissen während ihrer Zeit im Mutterleib zusammenhängt. Auf derartige Studien stößt man in sämtlichen Gebieten der Medizin und in anderen Wissenschaften. Folgt man den gängigen Einteilungen von Forschungsdisziplinen, so besteht zwischen ihnen eigentlich keine Verbindung; deshalb sind sie in der medizinischen und naturwissenschaftlichen Literatur so schwer aufzuspüren. Einige der Studien zeigen, dass die Verschmutzung der intrauterinen Umwelt vielfältige und lang anhaltende Auswirkungen hat, und lassen befürchten, dass diese Belastung mit Chemikalien, die in der industrialisierten Landwirtschaft verwendet werden, für künftige Generationen eine große gesundheitliche Gefahr darstellt. Die Warnungen sind nicht zuletzt deshalb ernst zu nehmen, weil sie aus den unterschiedlichsten Fachgebieten der Medizin stammen.

Neurologische und kognitive Entwicklung

Zunächst gab es nur indirekte Hinweise darauf, dass die Verschmutzung der intrauterinen Umwelt die neurologische und kognitive Entwicklung beeinträchtigt. Sie fanden sich in Studien, in denen es in erster Linie um die Auswirkungen von chemischen Rückständen in der Muttermilch ging. Diese Art der Verschmutzung ist leicht nachzuweisen und deshalb gut dokumentiert. Weil die gängigen synthetischen Substanzen alle fettlöslich sind, ist es nicht verwunderlich, dass sie in der Muttermilch auftauchen. In Milchpräparaten werden Milchfette durch pflanzliche Fette ersetzt, die nur unwesentliche Spuren von polychlorierten Biphenylen (PCBs) und anderen polychlorierten Substanzen enthalten. Die erste Frage, die sich aufdrängt, lautet deshalb: Überwiegen die bekannten Vorteile des Stillens gegenüber den Risiken, die der Theorie nach vom Kontakt mit PCBs und anderen Chemikalien ausgehen?

Zur Beantwortung dieser einfachen Frage haben vor allem niederländische Forscher beigetragen. In einer ersten niederländischen Studie von 1995 untersuchte man den neurologischen Entwicklungsstand von 418 Kindern im Alter von 18 Monaten. Die eine Hälfte von ihnen war (mindestens ein halbes Jahr lang) gestillt, die andere Hälfte mit der Flasche ernährt worden. Vor der Geburt hatte man die Konzentration von PCBs in der Nabelschnur und im Blutplasma gemessen. Das Ausmaß der PCB-Belastung nach der Geburt erfasste man, indem man die Konzentration der Substanzen in der Muttermilch oder Flaschenmilch prüfte. (In der Flaschenmilch lag sie unterhalb der Nachweisgrenze.) Man berücksichtigte in dieser Studie viele verschiedene Einflussfaktoren und kam zu dem Schluss, dass eine PCB-Belastung vor der Geburt sich negativ auf das neurologische Zustandsbild im Alter von 18 Monaten auswirkte. Dagegen ließen sich keine negativen Effekte von chemischen Substanzen in der Muttermilch nachweisen. Die statistische Auswertung zeigte vielmehr, dass die Bewegungen von gestillten Kindern flüssiger waren. Die Studie legt also nahe, dass die Verschmutzung der intrauterinen Umwelt wahrscheinlich eine ernstere Gefahr für die neurologische Entwicklung der kommenden Generationen darstellt als die Schadstoffbelastung der Muttermilch.

Eine weitere niederländische Studie, die 1996 veröffentlicht wurde, deckte sich in vielen Punkten mit der soeben geschilderten und kam zu ähnlichen Schlussfolgerungen: Die Vorteile des Stillens überwiegen die negativen Effekte einer chemischen Belastung der Muttermilch, und die eigentliche kritische Phase der Belastung durch chemische Substanzen liegt früher, nämlich vor der Geburt. Seit 1996 hat man die Studie durch Nachuntersuchungen der Kinder im Alter von dreieinhalb und sechs Jahren fortgeschrieben. An den wesentlichen Ergebnissen änderte sich dabei nichts.

Die niederländischen Befunde werden gestützt durch Ergebnisse einer maßgeblichen US-amerikanischen Studie, in der man die geistigen Fähigkeiten von elfjährigen Kindern untersuchte. Die Autoren hatten in ihre Studie ursprünglich 212 Babys einbezogen, deren Mütter während der Schwangerschaft mit PCBs verseuchten Fisch aus dem Michigansee verzehrt hatten. Die betreffenden PCB-Rückstände gingen zweifellos auf menschliche Aktivitäten zurück, insbesondere auf intensive Landwirtschaft. Bei der Entbindung lag die PCB-Konzentration in Blut und Milch der Mutter etwas über den Werten in der Gesamtbevölkerung. Als Maß für die PCB-Belastung im Mutterleib diente die Konzentration im Nabelschnurblut, im Blut der Mutter und in der Muttermilch. Als die Kinder elf Jahre alt waren, führte man mit ihnen eine Reihe von Intelligenz- und Leistungstests durch. Nachdem man den Einfluss von bestimmten Faktoren wie dem sozioökonomischen Status herausgerechnet hatte, zeigte sich, dass zwischen einer pränatalen PCB-Belastung und niedrigen Punktwerten in den Intelligenztests ein Zusammenhang bestand. Am meisten betroffen waren Gedächtnis und Aufmerksamkeit. Bei den am stärksten belasteten Kindern war die Wahrscheinlichkeit dreimal so hoch, dass sie in den Tests niedrige Durchschnittswerte aufwiesen, und zweimal so hoch, dass sie im Leseverständnis gegenüber Gleichaltrigen mindestens zwei Jahre zurücklagen. Beim Stillen werden zwar größere Mengen von PCBs weitergegeben als über die Plazenta, aber nur die pränatale Belastung ließ sich mit den niedrigeren Werten in den Tests in Verbindung bringen.

Zahnentwicklung

Die sich beim Fötus bereits entwickelnden Zähne sind in hohem Maße für Schädigungen anfällig.

Finnische Zahnärzte haben seit den frühen 80er-Jahren untersucht, wie polychlorierte Substanzen die Zahnentwicklung stören. Sie stellten fest, dass viele Kinder ungenügend entwickelte Backenzähne hatten, die oft verfärbt und zu weich waren. Die normalerweise vorhandene harte Zahnschmelzschicht fehlte, sodass die Zähne leichter zerfielen. Die Forscher berücksichtigten in ihren Studien auch die Folgen einer Chemikalienbelastung, zu der es in Taiwan gekommen war. Die gesamte Bevölkerung hatte Speiseöle verzehrt, die mit polychlorierten Substanzen verseucht waren. Bei Kindern, deren Mütter in der Schwangerschaft die Substanzen aufgenommen hatten, traten ähnliche Zahnprobleme auf wie bei den finnischen Kindern. Die finnischen Zahnärzte nahmen diese Parallele zum Anlass, Experimente an Ratten durchzuführen. Sie konnten zeigen, dass eine Belastung mit derartigen Substanzen bei Ratten zu Entwicklungsdefekten bei harten Zahngeweben führt.

Um herauszufinden, ob man Zahndefekte als Biomarker verwenden kann, die auf eine Belastung mit polychlorierten Substanzen hinweisen, untersuchten sie bei 102 sechs- bis siebenjährigen Kindern das Gebiss, genauer gesagt die ersten bleibenden Backenzähne, auf Defekte des Zahnschmelzes, die durch ungenügende Einlagerung von Mineralstoffen in die Zahnhartsubstanz entstehen. Der Schweregrad der Schädigungen reichte von Entkalkungen bis hin zu einem partiellen Verlust des Zahnschmelzes, bei dem auch das Dentin (Zahnbein) angegriffen war. Bei Kindern, die eine stärkere Belastung mit polychlorierten Substanzen aufwiesen, waren Mineralisationsdefekte häufiger und ausgeprägter als bei Kindern mit geringerer Belastung.

Laut dieser Studie sind Defekte in der Zahnmineralisation möglicherweise der am besten geeignete Indikator dafür, dass ein Mensch vor der Geburt einer chemischen Belastung ausgesetzt war, denn die Defekte treten auch bei niedrigen Konzentrationen auf und sind sogar nach vielen Jahren noch zu diagnostizieren.

Gefahr für den Genitaltrakt des Mannes

Wissenschaftler haben in den letzten Jahren nachgewiesen, dass viele vom Menschen hergestellte chemische Stoffe, insbesondere solche, die durch Insekten-, Schädlings- und Unkrautvernichtungsmittel und durch pilztötende Mittel und Dünger in die Umwelt gelangen, sich gegenseitig in ihrer Wirkung potenzieren und Hormone nachahmen. Genauer gesagt imitieren sie Östrogene, also weibliche Hormone. Infolgedessen ist der Genitaltrakt des Mannes in Gefahr, und Störungen des männlichen Genitaltrakts nehmen in der Tat an Häufigkeit zu. Eine andere plausible Erklärung für diesen Sachverhalt ist bislang nicht bekannt.

Befunde aus verschiedenen Industrieländern deuten darauf hin, dass mehr und mehr Jungen mit nicht abgesenkten Hoden zur Welt kommen. In einer spanischen Studie verglich man die Häufigkeit von nicht abgesenkten Hoden in den verschiedenen Regionen der andalusischen Provinz Granada. Der Vergleich war leicht vorzunehmen, denn in der Regel behebt man diesen Geburtsdefekt mit einer Operation. In der Provinz Granada setzt man im Obst- und Gemüseanbau 51 % der in Spanien verbrauchten Pestizide ein. In dem Gebiet entlang der Mittelmeerküste ist der Anbau unter Plastikplanen weit verbreitet. In den geschlossenen Systemen dieser Gewächshäuser sind die Arbeiter und Arbeiterinnen, also auch die schwangeren Frauen unter ihnen, hohen Konzentrationen von Pestiziden ausgesetzt. Die Studie ergab, dass in Gegenden mit besonders hohem Pestizidverbrauch deutlich mehr Hodenoperationen vorgenommen wurden.

Auch Anomalien des Penis, zum Beispiel die Hypospadie – Fehlmündung der Harnröhre an der Penisunterseite –, haben zugenommen. Laut einer neueren Untersuchung hat sich die Häufigkeit von Hypospadien in den USA zwischen 1970 und 1993 fast verdoppelt. Im selben Zeitraum ist auch die Zahl der Fälle von Hodenkrebs angestiegen. Man ist sich heute weitgehend einig darüber, dass Hodenkrebs in den meisten Fällen eine Spätfolge von Entwicklungsstörungen vor der Geburt ist.

Das deutlichste Anzeichen dafür, dass der Genitaltrakt des Mannes zunehmend anfällig für Störungen wird, ist der spektakuläre Rückgang der durchschnittlichen Spermienzahl und die Abnahme der Spermienqualität seit der Mitte des 20. Jahrhunderts.

Wenn all die genannten Chemikalien sich sozusagen als Östrogen ausgeben können, sind sie wahrscheinlich auch, auf eine weniger augenfällige Weise, in der Lage, die Entwicklung der weiblichen Fortpflanzungsorgane zu beeinträchtigen. Das legt eine belgische Studie nahe, in der man die sexuelle Frühreife von Einwanderern aus Entwicklungsländern untersuchte. Die Forscher stellten fest, dass von 145 Kindern, die wegen vorzeitigen Einsetzens der Pubertät behandelt wurden, 39 Mädchen vier bis fünf Jahre vorher aus 22 verschiedenen Entwicklungsländern eingewandert waren. Die Frühreife stand in keinerlei Zusammenhang mit einem bestimmten Herkunftsland oder mit der ethnischen Zugehörigkeit. Bei allen Mädchen lag jedoch ein erhöhter DDE-Spiegel im Blut vor. DDE ist ein Abbauprodukt des Organochlor-Insektizids DDT, das in vielen Entwicklungsländern nach wie vor eingesetzt wird.

Gefahr für den männlichen Fötus

Wie bereits erwähnt, ist der Genitaltrakt des Mannes bedroht, doch darüber hinaus ist auch das Leben des männlichen Fötus größeren Gefahren ausgesetzt als je zuvor. Das Todesrisiko für männliche Embryos war bekanntermaßen schon immer höher als für weibliche. Nach einer 1983 von T. Hassold und Kollegen erstellten Schätzung kamen vor einigen Jahrzehnten auf 100 Fehlgeburten von weiblichen Embryos 132 von männlichen Embryos. Das bedeutet: Nimmt die Zahl der Fehlgeburten zu, so werden im Verhältnis noch weniger Jungen geboren als

Mädchen. Das entspricht genau der Entwicklung, die heute zu beobachten ist.

Laut neueren Befunden aus Industrieländern ist der Anteil der Jungen unter den Neugeborenen in den vergangenen drei Jahrzehnten deutlich zurückgegangen. In Dänemark und den Niederlanden fiel er zwischen den 50er- und 90er-Jahren in nahezu parallel verlaufenden Kurven. Ähnliches gilt für Kanada und die USA zwischen 1970 und 1990. In Kanada gab es in diesem Zeitraum eine Abnahme von 2,2, in den USA von 1,0 männlichen Neugeborenen pro 1 000 Lebendgeburten. Auch in einigen lateinamerikanischen Ländern ging der Anteil der neugeborenen Jungen seit den 70er-Jahren zurück. Ähnliche Tendenzen sind aus Finnland und Italien bekannt. Es ist sehr wahrscheinlich, dass die Hauptursache in der vorgeburtlichen Belastung mit Umweltgiften zu suchen ist. Studien zum Industrieunfall im italienischen Seveso 1976 deuten in dieselbe Richtung. Damals kam es zur höchsten bislang dokumentierten Belastung einer großen Zahl von Menschen mit polychlorierten Substanzen. Zwischen 1977 und 1984 kamen von Eltern, die von dem Unfall betroffen waren, 48 Mädchen, aber nur 26 Jungen zur Welt.

Bis vor kurzem war es nur eine Hypothese, dass das Zahlenverhältnis zwischen neugeborenen Mädchen und Jungen sich verändert, weil immer mehr männliche Föten einer Fehlgeburt zum Opfer fallen. Mittlerweile hat aber eine statistische Studie aus Japan den unwiderlegbaren Nachweis dafür erbracht. Man erfasste die Fehlgeburten in Japan nach der zwölften Schwangerschaftswoche.

Ab diesem Zeitpunkt ist das Geschlecht der meisten Föten feststellbar. Das Zahlenverhältnis von Fehlgeburten bei männlichen und weiblichen Föten zwischen der 12. und 15. Woche der Schwangerschaft stieg von 2,52 im Jahr 1966 auf 3,1 im Jahr 1976, 6,19 im Jahr 1986 und 10,01 im Jahr 1996! Mit anderen Worten, in Japan starben in diesem Abschnitt der Schwangerschaft zehnmal mehr männliche als weibliche Föten! Die einzig mögliche Erklärung für solche Unterschiede liegt in der Verschmutzung der intrauterinen Umwelt.

Untersuchungen an Landwirten

Landwirte sind häufig hohen Konzentrationen von Insektiziden, Pestiziden, Herbiziden, Fungiziden und Düngemitteln und damit einer Vielzahl von fettlöslichen Chemikalien ausgesetzt. Wir haben zwar alle, ganz gleich, welchem Beruf wir nachgehen, Hunderte solcher Schadstoffe in unserem Körper. Ihre Auswirkungen sind aber leichter nachzuweisen, wenn die Belastung über dem Durchschnitt liegt. Aus diesem Grund sind Untersuchungen an Landwirten besonders aufschlussreich und müssen ernst genommen werden.

Die Ergebnisse einer kürzlich veröffentlichten Studie aus Montreal zur Leukämie bei Kindern machen uns darauf aufmerksam, dass wir nicht nur die intrauterinen Umweltbedingungen bedenken müssen, sondern auch die Tatsache, dass Männer die Gesundheit der noch nicht empfangenen Generationen mit beeinflussen. Laut dieser Studie ist bei Kindern von Vätern, der mehr als andere Männer mit fettlöslichen Chemikalien in Berührung kommen, das Risiko erhöht, an einer akuten lymphoblastischen Leukämie – der im Kindesalter häufigsten Form des Krebses – zu erkranken. Die Befunde sind, was Pestizide im Allgemeinen, Fungizide und Düngemittel angeht, statistisch hochsignifikant. Sie liefern ein eindrucksvolles Beispiel für das, was Wissenschaftler als »male-mediated developmental toxicity« bezeichnen (von Männern weitergegebene toxische Einflüsse auf die Entwicklung des Kindes). Heute liegen aus einer Vielzahl von Forschungsgebieten Belege dafür vor, dass die genannte Form des Krebses bei Kindern gewöhnlich vorgeburtliche Ursachen hat.

Die Pestizidbelastung des Vaters erhöht nicht nur das Risiko von Entwicklungsdefekten, sondern kann auch die

Fruchtbarkeit von Paaren beeinträchtigen. Zwischen 1991 und 1998 füllten 652 holländische Paare, die eine In-vitro-Fertilisation anstrebten, einen Fragebogen zu Beruf und Lebensumständen aus. Bei 16 der Männer wurde die beruflich bedingte Pestizidbelastung als hoch eingestuft. Der Zusammenhang zwischen dieser Belastung und der Befruchtungsquote blieb auch dann statistisch hochsignifikant, als man viele andere Faktoren wie den Konsum von Tabak, Koffein und Alkohol sowie weitere beruflich bedingte Schadstoffbelastungen berücksichtigte.

Synthetische Substanzen wirken sich also direkt auf unsere Gesundheit aus. Wenn es um das Thema Schadstoffbelastung und Gesundheit geht, sollten wir die Aufmerksamkeit vor allem auf die Gesundheit der noch nicht empfangenen Generationen richten. Praktisch gesehen bedeutet das zum Beispiel, dass wir in die Überlegungen, wie ein Paar sich am besten auf die Empfängnis eines Kindes vorbereitet, die jeweils aktuellsten Fragen und Anliegen einbeziehen sollten. In traditionellen Gesellschaften richtete sich vor der Empfängnis eines Babys die Hauptsorge darauf, wie sich die bestmöglichen Bedingungen herstellen ließen, um eine neue Seele willkommen zu heißen. In den 80er-Jahren des 20. Jahrhunderts galt die Sorge vor allem Verschiebungen im Mineralstoffhaushalt und der Belastung mit Schwermetallen. In den 90er-Jahren erkannten wir, dass eine Ergänzung der Nahrung mit Folsäure das Risiko von Anomalien wie Spina bifida verringern kann. Heutzutage drängen sich ganz neue Fragen auf, zum Beispiel: »Ist es möglich, vor der Empfängnis die Fettgewebe des Körpers zu erneuern?« Unsere »Akkordeon-Methode«[1] ist ein Versuch, diesen neuen Fragen und Sorgen gerecht zu werden.

Nachdem wir uns mit den verschiedenen Ereignissen, durch die es in jüngster Zeit zu einem globalen Aha-Erlebnis kam, beschäftigt haben, können wir nun Gebrauch von der spezifisch menschlichen Fähigkeit machen, in Analogien zu denken. Wir können einen weiteren Aspekt des Industrialisierungsprozesses mit neuen Augen betrachten: das industrialisierte Gebären. Wir haben einen Ausgangspunkt, von dem aus wir Vergleiche anstellen und Schlüsse ziehen können. Wissenschaftler, die sich mit Computermodellen der Intelligenz befassen, verwenden gern das Begriffspaar Quelle und Ziel (gemeint sind Sende- und Zielort einer Datenübertragung). An diese Bezeichnungen möchte ich hier gerne anknüpfen: Wir haben bislang die »Quelle« beschrieben, die Industrialisierung der Landwirtschaft; betrachten wir nun das »Ziel«, die Industrialisierung des Gebärens.

3 Quelle und Ziel

Das berühmteste Beispiel

Das berühmteste Aha-Erlebnis der Geschichte kam durch ein Denken in Analogien zustande. König Hieron forderte Archimedes auf, ein Problem für ihn zu lösen. Der König hatte einem Handwerker die zur Herstellung einer neuen Krone erforderliche Menge Gold gegeben. Die fertige Krone wog zwar genauso viel wie das ausgehändigte Gold, aber der König hatte den Handwerker im Verdacht, dass er im Innern Silber eingearbeitet und etwas von dem wertvolleren Gold für sich behalten habe. Natürlich wollte der König die prächtige Krone nicht aufsägen und suchte daher nach einer indirekten Lösung des Problems. Archimedes versprach ihm, darüber nachzudenken.

Einige Tage später ruhte sich Archimedes im öffentlichen Badehaus aus. Als er in der Wanne saß, beobachtete er, wie sein Körper eine bestimmte Menge an Wasser verdrängte. Er sah, wie der Wasserspiegel stieg und fiel, wenn er sein Gewicht nach unten oder oben verlagerte ... Da durchzuckte es ihn wie ein Blitz. Er war so aufgeregt über seine Entdeckung, dass er aufsprang, durch die Straßen rannte und »Heureka, heureka!« rief (»Ich hab's gefunden!«, »Ich hab's!«). Ihm war aufgegangen, dass die Krone, wenn sie mit etwas gefüllt war, das eine geringere Dichte als Gold besaß, mehr Wasser als erwartet verdrängen würde.

Sämtliche Bedingungen für ein Aha-Erlebnis waren in diesem Fall in idealer Weise zusammengetroffen. Das zweite Ereignis kam genau zum richtigen Zeitpunkt: Auf die Begegnung mit dem König folgte das Bad. Archimedes war wahrscheinlich auch innerlich unruhig, weil er befürchtete, das Problem nicht lösen zu können. Außerdem kam ein Analogieschluss ins Spiel.

Ein typisch menschlicher Zug

Wie ein Analogieschluss zustande kommt, ist leicht zu erklären. Zuerst gibt es da eine »Quelle«: einen Sachverhalt, mit dem wir vertraut sind. Wir können die industrialisierte Landwirtschaft als eine solche Quelle auffassen. Die verschiedenen Aspekte der modernen Landwirtschaft sind auf der ganzen Welt zum Thema geworden. Wir haben eine Phase erreicht, in der es ein kollektives Bewusstsein davon gibt, dass die industrialisierte Landwirtschaft an ihre Grenzen stößt.

Zur Analogiebildung gehört auch ein »Ziel«. In der Regel handelt es sich dabei um einen Sachverhalt, der weniger vertraut und komplexer als die Quelle ist, aber viele Ähnlichkeiten mit ihr aufweist. Dadurch, dass wir zwischen Quelle und Ziel Parallelen ziehen, lernen wir Letzteres besser kennen und verstehen. Das kann die Entstehung einer neuen Wahrnehmungsweise fördern. Das Ziel ist in unserem Fall das industrialisierte Gebären. Industrialisierte Landwirtschaft und industrialisiertes Gebären haben vieles gemeinsam. Man kann sogar so weit gehen zu behaupten, sie seien zwei Aspekte desselben Phänomens. Im einen Fall geht es um nichtmenschliche Lebewesen, im anderen um Menschen. In beiden Fällen setzt man sich in typischer Weise über die Gesetze der Natur hinweg.

Das Denken in Analogien ist ein grundlegender menschlicher Zug, der unter anderem in Wissenschaft, Erziehung, Politik, Literatur und Kunst zum Tragen kommt. Redner und Prediger verwenden, um ihr Publikum zu überzeugen, häufig Analogien. Analoges Wahrnehmen ist eine notwendige Voraussetzung für Kreativität und ein in allen Kulturen anzutreffendes Charakteristikum des Menschen. Neuere Untersuchungen haben ergeben, dass schon Dreijährige in der Lage sind, Analogien zu begreifen. Beim Entstehen eines neuen Bewusstseins ist stets ein Denken in Analogien im Spiel.

Eine Kaskade von Analogien

Das eindrucksvolle Aha-Erlebnis, das der Menschheit vor kurzem zuteil geworden ist, verdankte sich einer Kaskade von Analogien. Es entwickelte sich aus einer kleinen Zahl neuer Tatsachen. Zunächst erfuhren wir, dass man als auslösenden Faktor der im Jahr 1986 einsetzenden BSE-Epidemien einen Futterzusatz ermittelt hatte, der Fleisch und Knochenmehl von Schafen enthielt. Von da an leitete jede neue Nachricht zu Tierzucht oder Landwirtschaft eine neue Stufe in der Kaskade der Analogien ein. Das erklärt zum Beispiel, warum gentechnisch veränderte Nahrungsmittel in den Medien zu einem derart leidenschaftlich diskutierten Thema wurden. So kam es auch, dass wir mit einem Mal alle über bestimmte Aspekte der Fischzucht Bescheid wussten. Und so erfuhren wir auch, dass Imker im Bienenstock Chemikalien einsetzen, entweder um bei der Honigernte die Bienen eine Zeit lang zu vertreiben, um bakterielle Infektionen zu verhindern oder um gegen Milben vorzugehen …

Wir müssen heute dafür sorgen, dass der Rhythmus dieser Kaskade nicht langsamer wird und dass sie nicht aufhört. Es ist sogar unsere Pflicht, der Kaskade Nachschub zu liefern und sie auszuweiten. Denn schließlich geht es um die Zukunft der Menschheit.

4 Ähnlichkeiten

Damit die Ähnlichkeiten zwischen der Industrialisierung der Landwirtschaft und der Industrialisierung des Gebärens deutlich werden, werfen wir am besten einen kurzen Blick auf ihre Geschichte. Beide Entwicklungen vollzogen sich im 20. Jahrhundert parallel zueinander. Es ist, als habe die Beherrschung der Natur, die seit vielen Jahrtausenden Grundlage unserer Zivilisationen ist, mit einem Mal eine neue Dimension angenommen, und als würde eine Schwelle überschritten.

Alte Zwecke, urtümliche Methoden

Schon die Vorgänger der modernen Landwirte ließen sich vom Ziel der Intensivierung leiten, wenn sie zum Beispiel störende Pflanzen entfernten, damit die Sonne auf die Pflanzen schien, die sie anbauen wollten. Sie schützten ihre Pflanzen und Tiere, indem sie sie bewachten und Zäune um sie herum errichteten, und sie lernten, Hilfsmittel wie Äxte, angespitzte Stöcke, Seile und Messer zu benutzen. Ein entscheidender Schritt im Prozess der Intensivierung bestand zum Beispiel darin, Ochsen zum Pflügen einzusetzen. Was wir aber mit Industrialisierung der Landwirtschaft meinen, ist ein Phänomen des 20. Jahrhunderts.

Ebenso hatten alle bekannten menschlichen Gesellschaften ihre guten Gründe dafür, dass sie seit undenklichen Zeiten in den physiologischen Vorgang der Geburt eingriffen. Die elementarsten Methoden sind tradierte Überzeugungen und Rituale. Sie eignen sich besonders dazu, die Wehenphase zwischen der Geburt des Babys und der Entbindung der Plazenta zu stören. Zum Beispiel folgt aus der in vielen Kulturen verbreiteten Überzeugung, das Kolostrum (die Vor- oder Erstmilch) sei unrein oder schädlich, dass man das Neugeborene der Mutter so schnell wie möglich wegnehmen müsse. Damit unterläuft man den bei allen Säugetieren vorhandenen mütterlichen Schutz- und Aggressionsinstinkt. Diese Überzeugung steht auch in engem Zusammenhang mit einem uralten Ritual, das im raschen Durchschneiden der Nabelschnur noch vor der Entbindung der Plazenta besteht. Meist ist das Aufgabe der Geburtsbegleiterin.

Die Rolle der Geburtsbegleiterin hat sich wahrscheinlich später herausgebildet, als allgemein angenommen wird. Aus Filmen über die Eipos auf Neuguinea und aus Studien über voragrarische Gesellschaften geht hervor, dass es in der Menschheitsgeschichte eine Phase gab, in der Frauen sich zum Gebären in der Regel von allen anderen zurückzogen. Es ist gleichsam ein Grundbedürfnis von Gebärenden, ob nun von Menschen oder von Menschenaffen, für sich zu sein. Wir müssen allerdings berücksichtigen, dass Menschen ein großes Handicap haben, das ihnen in solchen Situationen in die Quere kommen kann: Ein Teil ihres Gehirns (der Neokortex), der die Aktivität primitiverer Hirnstrukturen hemmen kann, ist nämlich sehr stark entwickelt. Wenn wir uns beobachtet fühlen, ist der Neokortex (der für den Intellekt zuständig ist) nicht in der Lage, in den Hintergrund zu treten und sich herauszuhalten. Wahrscheinlich geschah es hin und wieder, dass eine junge Frau im Gebüsch in letzter Minute ihre Mutter zu Hilfe rief. Diese Mütter waren die ersten Hebammen. Eine Hebamme ist also ursprünglich eine Mutterfigur. Das Hinzutreten einer Geburtsbegleiterin setzte aber einen Teufelskreis in Gang. Ihre Anwesenheit steht dem Bedürfnis, ganz für sich zu sein, entgegen und führt oft dazu, dass bei der Geburt mehr

Komplikationen auftreten. Dies wiederum bedeutet, dass mehr Hilfe notwendig wird. In vielen Gesellschaften nehmen Geburtsbegleiterinnen mit traditionellen Methoden aktiv Einfluss auf den Verlauf der Wehen: Sie bearbeiten den Unterleib der Schwangeren mit den Händen, massieren ihn oder klopfen sogar dagegen oder versuchen den Gebärmutterhals manuell zu weiten. Die weitverbreitete Tendenz, das allen gebärenden Säugetieren eigene Bedürfnis nach Abgeschiedenheit zu durchkreuzen, hat aus der Entbindung ein Ereignis gemacht, in das viele Menschen einbezogen sind. Entscheidende Schritte in der Geschichte der Entbindung waren, dass man Instrumente wie die Geburtszange erfand und dass schließlich ein Mann in die Situation einbezogen wurde, der Arzt für Geburtshilfe, kurz der Geburtshelfer. Was wir als die Industrialisierung des Gebärens bezeichnen, ist aber erst ein Phänomen des 20. Jahrhunderts.

Explosionsartige Entwicklung der industrialisierten Landwirtschaft

Zu Beginn des 20. Jahrhunderts setzte die explosionsartige Entwicklung der industrialisierten Landwirtschaft ein.

Das Verfahren, das vielleicht für alle Zeiten das Symbol der industrialisierten Landwirtschaft sein wird, wurde ein ganzes Jahrhundert lang angewendet. Swift and Company, eine in Chicago ansässige Fleischverpackungsfirma, führte als erstes Unternehmen die Massenfabrikation von Tierfutter aus aufbereitetem Protein und Fett ein. Während des Zweiten Weltkriegs begann man dann in Ländern wie Großbritannien solche Futtermittel in großem Maßstab einzusetzen, weil der Import von pflanzlichen Futtermitteln erschwert war. In Großbritannien bekamen Kühe damals bis zu zwei Kilogramm aufbereitetes Eiweiß am Tag zu fressen. In den USA war Mitte der 70er-Jahre der Preis von pflanzlichem Protein so weit angestiegen, dass aufbereitetes tierisches Eiweiß als Tierfutter immer üblicher wurde – wenn auch nie so üblich wie in Europa.

Die fortschreitende Industrialisierung der Landwirtschaft gründete auf einer Reihe eindrucksvoller technischer Neuerungen. Um arbeitsparende Maschinen nutzen zu können, mussten Landwirte riesige Summen investieren. Folglich mussten die landwirtschaftlichen Produktionseinheiten, damit sie mit allen nötigen Gerätschaften wie Traktoren, Mähdreschern und Maschinen zur Ernteverarbeitung ausgestattet sein konnten, immer größer werden. Die intensive Landwirtschaft trieb in der Folge die Entwicklung der chemischen und pharmazeutischen Industrie voran. Man begann, synthetische Düngemittel und Unkraut- und Insektenvernichtungsmittel einzusetzen und Tiere mit Hormonen, Antibiotika und anderen Substanzen zu behandeln. Charakteristisch für die industrialisierte Landwirtschaft ist beispielsweise, dass man Kühe nach »wissenschaftlichen« Prinzipien elektronisch gesteuert füttert. Dazu wird die Futterration jeder Kuh anhand einer Formel bestimmt, in die Gewicht, Alter und Milchertrag eingehen. Die Informationen werden kodiert und in einen Computerchip eingespeist, den die Kuh in einem Anhänger um den Hals trägt. Ein Computer liest die Daten von dem Anhänger ab und teilt der Kuh genau die für sie errechnete Art und Menge von Futter zu.

Explosionsartige Entwicklung des industrialisierten Gebärens

Ebenfalls zu Beginn des 20. Jahrhunderts setzte eine explosionsartige Industrialisierung des Gebärens ein, die in den USA zunächst deutlicher erkennbar war als in Europa. Auf beiden Seiten des Atlantiks war das hauptsächliche Anzeichen dafür, dass Ärzte den Geburtsvorgang zunehmend unter ihre Kontrolle brachten. In Großbritannien wurde durch das Hebammengesetz, das nach heftigen Debatten in medizinischen Fachzeitschriften und endlosen Verhandlungen mit der Ärztekammer 1902 durch die erforderliche Zustimmung des Königs in Kraft trat, das Verhältnis von Hebammen und Ärztestand formell geregelt. Das Gesetz schrieb die untergeordnete Rolle der Hebammen fest. Auch in den USA hatten die Ärzte die Entbindung schon weitgehend unter ihre Kontrolle gebracht und drängten die Hebammen ähnlich rasch ins Abseits. Das vorherrschende Vorurteil gegenüber Hebammen war, dass es sich um angeblich unwissende Immigrantinnen handelte, die nicht lesen und schreiben konnten. Man kam aber nicht auf den Gedanken, ihnen eine angemessene Ausbildung zu verschaffen. Mit dem Argument, man wolle die Versorgung der Gebärenden verbessern, verschleierte man das Hauptmotiv für das Zurückdrängen der Hebammen. Außerdem gab es dafür ökonomische Gründe. Zum einen besetzten Hebammen ein mögliches Betätigungsfeld für Ärzte, zum anderen war dadurch, dass ihre Kundinnen meistens arm waren und sich keinen Arztbesuch leisten konnten, die Zahl der Fälle begrenzt, anhand deren sich neue Generationen von ärztlichen Geburtshelfern ausbilden ließen. All diese Gründe trugen dazu bei, dass die Verlagerung der Entbindung ins Krankenhaus rascher voranschritt als in Europa.

Eine wichtige Rolle in der Industrialisierung des Gebärens spielte der US-amerikanische Arzt Joseph DeLee. Er schrieb mehrere Lehrbücher zur ärztlichen Geburtshilfe, war ein begehrter Redner und erfand oder modifizierte viele Instrumente der Geburtshilfe. In einer berühmten Rede vor Geburtshelferkollegen, die 1920 unter dem Titel »Der prophylaktische Einsatz der Geburtszange« veröffentlicht wurde, stellte er fest: »Die Wehen sind ein pathologisches Geschehen.« Seine Empfehlung war, bei jeder Entbindung routinemäßig die Geburtszange zu verwenden und einen Dammschnitt zu setzen. Außerdem schlug er vor, die »Patientin« zu sedieren und ihr Äther zu verabreichen, sobald der Fötus in den Geburtskanal eintritt. Mit Ergotin (dem Wirkstoff des Mutterkorns) oder einer anderen Substanz sollte die Entbindung der Plazenta beschleunigt werden. Die Plazenta sei sodann mit der so genannten »Schuhlöffel-Technik« herauszuholen. DeLees Abhandlung übte in den USA einen solchen Einfluss aus, dass »vorbeugende Geburtshilfe« in den 30er-Jahren dort bereits zur Norm geworden war.

Um die Jahrhundertwende hatte man in Deutschland begonnen, die Wirkungen einer Mischung aus Morphin und Scopolamin zu untersuchen. Einige US-Amerikanerinnen waren so fasziniert von der Aussicht auf eine völlig schmerzfreie Entbindung, dass sie während der ersten Monate des Ersten Weltkriegs nach Freiburg im Breisgau reisten. Nach ihrer Rückkehr rührten sie die Werbetrommel für die »Dämmerschlaf«-Geburt. Das Verfahren bestand darin, der Schwangeren beim Einsetzen der Wehen Morphin zu injizieren und ihr dann Scopolamin zu geben. Letzteres löste eine Amnesie aus, sodass die Frau sich an das, was geschah, hinterher nicht mehr erinnern konnte. In der zweiten Phase verabreichte der Arzt der Gebärenden Äther oder Chloroform. Die Kampagne für die Dämmerschlaf-Geburt war sehr erfolgreich. Sie brachte Frauen nicht nur dazu, sich zur Entbindung ins Krankenhaus zu begeben, sondern sie waren während der Wehen und der Entbindung auch fügsamer und sperrten sich nicht gegen den Einsatz weiterer Techniken. Die Methode des Dämmerschlafs machte die Krankenhausentbindung letztlich auch unpersönlicher. Weil Ärzte und Krankenschwestern davon ausgingen, dass die Frauen sich ohnehin an nichts würden erinnern können, neigten sie dazu, die »Patientinnen« zu ignorieren. Die Aussicht aber, dass man den Ablauf sämtlicher Geburten so vorhersehbar und gleichförmig wie möglich gestalten konnte, sprach viele Frauen an, die sich nach einer raschen und schmerzfreien Entbindung sehnten. Das Gebären wurde so standardisiert, dass es wie am Fließband ablaufen konnte. Die von Joseph DeLee propagierte Idee der vorbeugenden

Geburtshilfe und die Popularität des Dämmerschlafs machen verständlich, warum sich zumindest in den USA die Industrialisierung des Gebärens schon lange vor dem Zweiten Weltkrieg durchgesetzt hatte.

In der Mitte des 20. Jahrhunderts trat die Industrialisierung des Gebärens in eine neue Phase ein. Dies beruhte auf einer Reihe methodischer und technischer Neuerungen. So wurde in den 50er-Jahren die althergebrachte Technik des Kaiserschnitts nach und nach von der moderneren abgelöst, die am so genannten unteren Uterinsegment ansetzt: Die Gebärmutter wird nun mit einem horizontalen Schnitt direkt über dem Gebärmutterhals eröffnet, in Höhe ihres unteren Segments, das sich erst am Ende der Schwangerschaft entwickelt. Vorher war es üblich, die Gebärmutter mit einem Längsschnitt in ihren Hauptteil zu öffnen. Die neue chirurgische Technik wurde dadurch möglich, dass man nach dem Krieg moderne Methoden der Anästhesie entwickelte, Bluttransfusionen besser zu planen waren, Infusionen durch Plastikmaterialien sicherer wurden und Antibiotika zur Verfügung standen. Plötzlich war ein Kaiserschnitt eine Operation mit geringem Risiko. Wir müssen uns vor Augen halten, dass er zu Beginn des 20. Jahrhunderts noch derart gefährlich war, dass die Quote in den USA 1910 bei nur 0,2 % lag.

Diese bedeutsamen Neuerungen erfolgten zu einer Zeit, als die meisten ärztlichen Geburtshelfer noch keine chirurgische Ausbildung hatten. Ihre Hauptinstrumente waren die Zange, mit der sie das Baby herauszogen, und die Schere, um den Damm durchzuschneiden. Wenn ein Arzt zu dem Schluss kam, dass als letzte Rettung ein Kaiserschnitt notwendig war, zog er üblicherweise einen Chirurgen hinzu. Deshalb stieg, nachdem die neuen, sicheren Kaiserschnittmethoden entwickelt waren, die Häufigkeit von Kaiserschnittentbindungen erst in den 60er-Jahren sprunghaft an, als eine neue Generation von chirurgisch ausgebildeten Geburtshelfern zu praktizieren begann. 1968 lag die Quote der Kaiserschnittgeburten in den USA noch bei 5% und damit niedriger als in Europa. In dieser Übergangsphase wurde die Geburt mehr und mehr ins Krankenhaus verlagert. Das schlagende Argument dafür war, dass Gebärende nur dann in den Genuss der medizinischen Neuerungen kommen konnten, wenn sie sich in größtmögliche Nähe eines Operationssaals begaben, also in ein Krankenhaus, das auf entsprechende Eingriffe vorbereitet war.

In den 70er-Jahren, als Krankenhausgeburten zur Norm geworden waren und eine große Zahl von selbstständig arbeitenden und chirurgisch ausgebildeten ärztlichen Geburtshelfern vorhanden war, tauchten plötzlich elektronische Monitore zur Überwachung des fötalen Herzschlags in den Wehenzimmern der Kliniken auf, und es dauerte nur wenige Jahre, bis jede Entbindung auf diese Weise überwacht wurde. Anstatt hin und wieder die Herztöne des Babys abzuleiten, wurde es zum Standardverfahren, sie mittels eines elektronischen Geräts durchgehend aufzuzeichnen. Die Frau in den Wehen war umgeben von einem immer komplexeren Geflecht aus Schläuchen und Drähten. Dazu gehörte auch ein Infusionsschlauch, der ihr eine zuvor berechnete Menge von synthetischem Oxytozin zuführte, also von dem Hormon, das die Gebärmutterkontraktionen auslöst. Die Atmosphäre des Wehenzimmers verwandelte sich von Grund auf. Frauen gebaren ihr Kind jetzt in einer Hightech-Umgebung.

Am Ende des 20. Jahrhunderts, auf dem Höhepunkt der elektronischen Ära, brach wieder eine neue Epoche in der Geschichte des industrialisierten Gebärens an – die der Epiduralanästhesie. Die Epiduralanästhesie erwies sich als die Form der Schmerzausschaltung, die sich am besten für die ärztliche Geburtshilfe eignete. Man injiziert dabei ein Betäubungsmittel zwischen zwei Rückgratwirbel, und zwar mithilfe eines dünnen Plastikschlauchs, der danach nicht herausgezogen wird, damit man bei Bedarf die Anästhesie verstärken kann. Die Technik war zwar schon vor 1980 ausgereift, doch ihrer Verbreitung standen praktische Hindernisse im Weg. Die damaligen Anästhesisten hatten während ihrer Ausbildung gelernt, dass sie Operationen ermöglichen, aber nicht in einen natürlichen physiologischen Vorgang eingreifen sollten. Außerdem war es sehr zeitaufwendig, eine Epiduralanästhesie zu jeder Tages- und Nachtzeit zu ermöglichen, sodass nur sehr wenige Krankenhäuser sie rund um die Uhr anboten. Aus diesen Gründen kam es erst in den 90er-Jahren zum flächendeckenden Einsatz der Epiduralanästhesie. Nun waren genügend Spezialisten verfügbar, und man hatte zudem raffiniertere Techniken der »mobilen Epiduralanästhesie« entwickelt, bei denen die Gebärende weiterhin stehen und umhergehen kann.

Am Beginn des 21. Jahrhunderts können nur gigantisch große Geburtshilfe-Stationen garantieren, dass 24 Stunden am Tag ärztliche Geburtshelfer, Anästhesisten und Kinderärzte einsatzbereit sind. Deshalb liegt in Westeuropa die durchschnittliche Geburtenzahl in vielen Krankenhäusern bei zehn oder mehr, in manchen nordamerikanischen Krankenhäusern bei über 20 am Tag. Um ausreichend große Entbindungsstationen zu planen, zu bauen und auszustatten, sind ungeheure Investitionen notwendig. Hinzu kommen natürlich noch Investitionen für die hochentwickelten Apparate, insbesondere die Ultraschallgeräte, die für die moderne vorgeburtliche Diagnostik und Versorgung notwendig sind.

Die Konzentration von Entbindungen in großen Kliniken ist nicht das einzige Kennzeichen des industrialisierten Gebärens. Auffallend ist auch eine Tendenz zur Standardisierung. »Routineablauf« und »Standardverfahren« sind deshalb Schlüsselbegriffe der modernen Geburtshilfe. Viele Ärzte gehen von der Vorstellung aus, dass neben der Kaiserschnittentbindung, für die man sich während der Wehen entscheiden kann, das folgende Standardverfahren der Entbindung die »normale« Version darstellt: Die Frau erhält eine Epiduralanästhesie und eine Oxytozin-Infusion, während die Herzfrequenz des Babys elektronisch überwacht wird. Zu dieser Methode gehört üblicherweise auch, dass in die Harnröhre ein Katheter gesetzt wird, um die Blase zu entleeren. Während der letzten Kontraktionen wird eine Saugglocke (oder Geburtszange) verwendet und ein Dammschnitt gesetzt. Sobald das Baby entbunden ist, bekommt die Mutter routinemäßig ein Medikament, das Kontraktionen der Gebärmutter auslöst, damit es zu einer sicheren Entbindung der Plazenta kommt. Im Zeitalter des industrialisierten Gebärens bleibt der Mutter nichts zu tun. Sie ist eine »Patientin«.

5 Begeisterung

Zwischen industrialisierter Landwirtschaft und industrialisiertem Gebären gibt es noch weitere Parallelen, darunter auch diese, dass jeder neue Abschnitt ihrer kurzen Geschichte mit Begeisterung aufgenommen wurde.

Begeisterung bei Landwirten und Ökonomen

Die allgemeine Begeisterung für die industrialisierte Landwirtschaft hatte dabei gute Gründe. Wir müssen uns vor Augen halten, dass unser Planet heute 6 Milliarden Menschen ernähren muss. Mit althergebrachten Anbaumethoden ist das, so nimmt man an, nicht möglich.

Im Verlauf des Industrialisierungsprozesses gab es immer wieder Neuerungen, auf die Landwirte und Farmer enthusiastisch reagierten. Weil Arbeitslöhne in der Landwirtschaft einst zu den größten Kostenfaktoren zählten, war es nicht verwunderlich, dass Maschinen auf große Nachfrage stießen. Denken wir zum Beispiel an die Baumwollfarmer. Es ist noch nicht lange her, dass die Unkrautbekämpfung in Handarbeit für sie den größten Kostenfaktor darstellte. Herbizide haben diese

Kosten drastisch verringert. Ähnliches gilt für die Einführung von billigen und wirkungsvollen Insektiziden, Pilzbekämpfungsmitteln und Düngemitteln. In der Tierzucht sind die Vorteile der Industrialisierung noch beeindruckender. Ein noch gar nicht so alter US-amerikanischer Farmer erinnert sich, dass eine gute Milchkuh zu der Zeit, als er Melker wurde, am Tag etwa 16 Liter Milch gab. Heute geben seine besten Milchkühe täglich bis zu 60 Liter Milch, dank Protein-Zusätzen, die man aus fast jedem organischen Material gewinnen kann, unter anderem aus Mais, Sojabohnen und aufbereiteten tierischen Abfallprodukten.

Auch die Vorteile einer selektiven Tierzucht liegen auf der Hand. Man züchtet zum Beispiel die einen Kühe daraufhin, möglichst viel Milch zu geben, und andere auf einen möglichst hohen Fleischertrag. Landwirte lernten, dass sie größere Mengen an Fleisch in kürzerer Zeit erzeugen konnten und dass ihnen weniger Tiere starben, wenn sie den Jungtieren Antibiotika wie Tetrazyklin oder Penicillin ins Futter mischten. Noch höher wurde die Produktivität, wenn man die Tiere mit verschiedenen Kombinationen von Hormonen wie Östrogen, Progesteron und Testosteron behandelte. Viele Landwirte sind auch heute noch der Überzeugung, dass industrielle Methoden, zu denen auch die Haltung auf engem Raum gehört, eine gute Versorgung ihrer Tiere gewährleisten und dass bei einer Abkehr von diesem System die Preise ihrer Erzeugnisse steil nach oben schnellen würden.

Auch Verbraucherinnen und Verbraucher haben gute Gründe, für die Industrialisierung der Landwirtschaft dankbar zu sein. Wir müssen uns beispielsweise klar machen, dass früher das Becken vieler Frauen durch Mangelernährung verformt war und eine Entbindung deshalb sehr risikoreich sein konnte. Vor noch nicht allzu langer Zeit war eine ideale Zufuhr von Vitamin C, das unser Körper nicht selbst herstellen kann, nur bei den wenigsten Menschen das ganze Jahr über gesichert. Heute finden wir in den Regalen unserer Supermärkte zu jeder Jahreszeit Zitronen, Orangen und anderes Obst, das reich an diesem lebenswichtigen Vitamin ist. Es ist auch noch nicht lange her, dass geräucherter Lachs ein Luxusgut war. Heute ist er für fast alle Haushalte erschwinglich geworden. Dank der verschiedenen Neuerungen der intensiven Landwirtschaft können wir in unserem Alltag auf eine große Bandbreite von Nahrungsmitteln zugreifen. Man verkennt leicht, welch weitreichende Folgen das für unsere Gesundheit hat. Die wachsende Auswahl an Nahrungsmitteln dürfte einer der Hauptgründe dafür sein, dass die Lebenserwartung in wohlhabenden Ländern in jüngster Zeit so enorm gestiegen ist, und vor allem auch dafür, dass wir immer bessere Aussichten haben, bis ins hohe Alter gesund zu bleiben. Die größere Vielfalt an Lebensmitteln dürfte auch einer der Hauptgründe dafür sein, dass die durchschnittliche Körpergröße von Männern und Frauen im 20. Jahrhundert nach und nach angestiegen ist.

Wahrscheinlich unterschätzen wir, wie sehr die Industrialisierung der Landwirtschaft der Bevölkerungsgesundheit zugute gekommen ist. Derartige ursächliche Zusammenhänge sind nicht immer leicht nachzuweisen. Einige Phänomene jedoch, die in den letzten zwei oder drei Jahrzehnten zu beobachten waren, lassen sich nur schwer erklären, wenn man nicht berücksichtigt, dass wir plötzlich Zugang zu einer großen Bandbreite von Lebensmitteln haben.

Ein gutes Beispiel hierfür liefert eine Studie zur Häufigkeit von so genannten Neuralrohrdefekten, das heißt von Missbildungen wie Spina bifida. In den 90er-Jahren war überall zu lesen, dass Eltern das Risiko solcher Defekte bei ihrem Kind am besten dadurch verringern können, dass sie in der Zeit vor und nach der Empfängnis ihre Nahrung mit Folsäure ergänzen. In den renommiertesten medizinischen Fachzeitschriften – *Lancet* und *New England Journal of Medicine* – erschienen zu diesem Thema 1991 und 1992 Untersuchungen, auf die intensive Kampagnen zur Förderung der Bevölkerungsgesundheit folgten. Laut Daten der British Isles Network of

Congenital Anomaly Registers (eines Erfassungssystems für angeborene Schädigungen) kam es in Großbritannien aber bereits zwischen 1980 und 1985 zu einem statistisch signifikanten Rückgang der Neuralrohrdefekte. Die Gesundheitskampagnen hatten keinerlei Auswirkung auf die Verlaufskurven, die nach 1985 vollkommen flach blieben. Was war also zwischen 1980 und 1985 geschehen? In dieser Zeit kamen in Europa flächendeckend die Supermärkte auf. Das heißt, eine Vielzahl von Lebensmitteln wurde nun leicht zugänglich. Die Industrialisierung des Vertriebs von Nahrungsmitteln und die Industrialisierung der Landwirtschaft hängen also eng zusammen.

Wie wir sehen, hatten die Menschen des 20. Jahrhunderts viele gute Gründe, von der industrialisierten Landwirtschaft durchaus angetan zu sein.

Begeisterte Frauen und begeisterte Geburtshelfer

Frauen war es schon immer ein Anliegen, die mit dem Gebären verbundenen Risiken einzugrenzen. Zu Beginn des 20. Jahrhunderts war die Gefahr für sie noch sehr groß, bei der Entbindung zu sterben oder bleibende Schäden davonzutragen. Wir müssen uns vor Augen halten, dass noch vor hundert Jahren in den USA im Durchschnitt über 400 von 100 000 Frauen während der Schwangerschaft oder Entbindung starben. Deshalb waren Frauen leicht davon zu überzeugen, dass die Lösung darin liege, den Einfluss »hoffnungslos unsauberer, unwissender und unfähiger« Hebammen einzudämmen und den der medizinischen Geburtshilfe auszuweiten. Ein Großteil der Bevölkerung begrüßte es daher auch, dass immer mehr Geburten nicht zu Hause, sondern im Krankenhaus erfolgten. Aus ähnlichen Gründen hielt man in Westeuropa neue Vorschriften, die die Machtposition des Ärztestandes gegenüber den Hebammen stärkten, für vernünftig und angemessen.

Nachdem Joseph DeLee empfohlen hatte, bei jeder Entbindung routinemäßig Dammschnitt und Geburtszange anzuwenden, setzten Ärzte mit großem Eifer durch, dass diese Notfallmaßnahmen auf den Entbindungsstationen der ganzen USA zu Standardverfahren wurden. Auch die werdenden Mütter akzeptierten die Interventionen rasch. Die Frauen, die 1914 zur Dämmerschlaf-Entbindung nach Deutschland gereist waren, steckten nach ihrer Rückkehr andere mit ihrer Begeisterung an. In der Sprache der 30er-Jahre hieß es, der Dämmerschlaf habe »das Wunder der Mutterschaft in Stromlinienform gebracht«.

Ich wurde in den 50er-Jahren als Chirurg ausgebildet und kann mich noch gut daran erinnern, wie die moderne Technik des Kaiserschnitts im unteren Uterinsegment eingeführt wurde. In der ärztlichen Geburtshilfe war das zweifellos *die* maßgebliche Neuerung des 20. Jahrhunderts. Was für eine großartige Rettungsaktion! Ich weiß noch genau, wie eine alte, eigentlich durch nichts zu erschütternde OP-Schwester reagierte, die bei Tausenden von Operationen mitgewirkt hatte. Als der Eingriff vorüber war, hörte sie gar nicht mehr auf zu weinen und wiederholte immer wieder: »Das ist die herrlichste Operation, die ich je gesehen habe!«

In den 70er-Jahren entsprang der Eifer, mit dem viele ärztliche Geburtshelfer die elektronische Überwachung des Fötus betrieben, einer echten Faszination. Die Ausgangsidee war einfach: Wenn wir die Herzfrequenz des Babys fortwährend mit einer Maschine aufzeichnen, sind wir, sobald es in Gefahr gerät, bestens zur Rettung gerüstet – wir machen das Gebären sicherer. Und so dauerte es nur wenige Jahre, bis sich das Verfahren überall durchgesetzt hatte. Die Begeisterung steigerte sich noch, als eindrucksvolle Statistiken veröffentlicht wurden. In den 80er-Jahren starben in Westeuropa und den USA im Durchschnitt auf 100 000 Geburten acht der Mütter, während einige Jahrzehnte zuvor die Todesfälle noch in die Hunderte gegangen waren. Man bewegte sich, statistisch gesehen, in einer anderen Größenordnung! Es ist auch noch nicht allzu lange her, dass die perinatale Sterbeziffer von Babys (der Anteil der Todesfälle kurz vor, während und nach der Geburt) mehrere Prozent betrug. Auf dem Höhepunkt des elektronischen Zeitalters der Entbindung fiel sie in vielen wohlhabenden Ländern unter 1%. Ärztliche Geburtshelfer gelangten – ohne die Ergebnisse weiterer Studien abzuwarten – rasch zu der Überzeugung, dass zwischen der Methode der elektronischen Überwachung und den verbesserten statistischen Werten ein Ursache-Wirkungs-Zusammenhang bestehe.

Zu den Vorzügen der Epiduralanästhesie werden wir uns nicht weiter äußern. Wir müssen nur den zahllosen Frauen zuhören, die davon berichten und voll des Lobes sind. Eine junge Frau berichtete mir stolz, dass sie während der Entbindung in der Lage war, fernzusehen. Eine andere konnte, während sie wartete, ihr Kreuzworträtsel fertig machen.

Welche Begeisterung die Praxis des im Voraus geplanten Kaiserschnitts auslösen kann, bringt eine brasilianische Mutter in einem Artikel des *Wall Street Journal* auf den Punkt: »Ich checkte im Krankenhaus ein … so als würde ich in einem Hotel einchecken … Warum sich die ganze Angst und Unruhe zumuten, wenn man alles im Voraus regeln kann?« Es gibt wahrhaft viele Gründe, begeistert zu sein!

6 Vergesst sie nicht!

Wir haben gesehen, dass die verschiedenen Neuerungen sowohl der industrialisierten Landwirtschaft als auch des industrialisierten Gebärens im Allgemeinen begrüßt und als höchst nützlich erachtet wurden. Wir dürfen aber auch nicht unterschlagen, dass das gesamte 20. Jahrhundert hindurch einige wenige Außenseiter Warnungen geäußert und abweichende Auffassungen vertreten haben. Diese Menschen besaßen die außergewöhnliche Fähigkeit, langfristige Konsequenzen menschlichen Handelns im Voraus zu erkennen, und waren in der Lage, auf der Ebene der Zivilisation und nicht nur vom Individuum her zu denken. Sie besaßen Weitblick. Wir können sie also durchaus als Visionäre betrachten. Deshalb müssen die künftigen Bewohner dieses Planeten von ihnen wissen.

Visionäre: Rudolf Steiner – Robert McCarrison – Wilhelm Reich – Ina May Gaskin – Frederick Leboyer

Rudolf Steiner ist historisch gesehen einer der ersten in einer Reihe von Visionären. Wie sehr die Visionen dieses außerordentlichen Menschen, der im Jahr 1925 starb, zu den Problemen des 21. Jahrhunderts passen, erschließt sich nicht auf den ersten Blick. In vielen Bereichen, unter anderem in Kunst, Wissenschaft, Erziehung, Landwirtschaft, Medizin und gesellschaftlichen Fragen, ist der Einfluss von Steiners Einsichten heute stärker denn je. Die Besonderheiten der »anthroposophischen Lebensführung« – einer Lebensführung, die sich am Werk Steiners orientiert – wurden mir klar, als ich mögliche Zusammenhänge zwischen Keuchhustenimpfung und Kinderasthma untersuchte. Dabei fielen mir einige ungewöhnliche medizinische Details auf. Zum Beispiel mussten an einer französischen Rudolf-Steiner-Schule von den 210 Schülerinnen und Schülern, die zwischen 5 und 18 Jahre alt waren, nur vier eine Brille tragen. Vor einigen Jahren erschien in einer angesehenen medizinischen Fachzeitschrift eine Untersuchung zur niedrigen Allergiequote bei Kindern, deren Leben von anthroposophischen Prinzipien geprägt ist.

Rudolf Steiner interessierte sich gleichermaßen für die Entwicklung von Pflanzen, Tieren und Menschen und machte zwischen diesen Bereichen keine Trennung. Für uns heutige Menschen, die wir durch Überspezialisierung mit einer Art Blindheit geschlagen sind, ist diese einfache Tatsache sehr aufschlussreich. Wenn wir berücksichtigen, auf welchem Stand die Wissenschaft zu Steiners Zeiten war, geraten wir ins Staunen und können zum Teil kaum glauben, zu welchen Einsichten er damals schon gelangt ist. So beschäftigte er sich bereits damit, dass manche Bauern ihre Kühe mit tierischen Erzeugnissen füttern mussten. In einem Vortrag in Dornach am 13. Januar 1923 erklärte er hierzu, dass ein Ochse, wenn man ihm Fleisch zu fressen gäbe, verrückt würde!

Die biologisch-dynamische Anbauweise entstand aus einem »Landwirtschaftlichen Kurs« mit acht Vorträgen, den Rudolf Steiner auf Anfrage zweier Landwirte 1924 abhielt. Es war die erste systematische alternative Anbaumethode, die auf einer ökologischen und gesellschaftlichen Gesamtschau beruhte, und enthielt bereits Prognosen zu den zerstörerischen Wirkungen der konventionellen Landwirtschaft: zur Erosion des Bodens, zum Verlust des Humus, zum Verschwinden von Blumen und Tieren – Schäden, unter denen künftige Generationen zu leiden haben werden. Die biologisch-dynamische Bewegung warnte mit Nachdruck davor, dass die kaltherzige Ausbeutung der Erde das Überleben der Menschheit bedroht. Die Warnung hatte insofern Gewicht, als sie mit einem konstruktiven Alternativvorschlag verbunden war. Biologisch-dynamisch arbeitende Landwirte stellen im Erdboden dadurch wieder ausgewogene Bedingungen her, dass sie sich die vollständig zersetzte Grundform organischer Substanz zunutze machen, die als Dauerhumus bekannt ist. Fruchtfolge, richtige Kompostierung und eine geeignete Mischkultur tragen alle zu einem gesünderen Ertrag bei. Allein schon die anthroposophische Auffassung, dass Seuchen und Krankheiten ein Mittel der Natur sind, sich einer im Wesentlichen ungesunden Sache zu entledigen, ist eine Warnung. Man gibt heutzutage Milliarden von Dollar für Pestizide, Fungizide und Herbizide aus, und trotzdem verlieren Landwirte nach wie vor ein Drittel ihrer Ernte.

Auch Robert McCarrison besaß eine »intellektuelle Leidenschaft für Ganzheitlichkeit«. Er spielte eine wichtige Rolle bei der Entwicklung und Verbreitung der Vorstellung, dass die Gesundheit von Menschen, Tieren, Pflanzen und die Gesundheit und Fruchtbarkeit des Bodens nicht voneinander zu trennen sind. Einer seiner revolutionären Beiträge zur Medizin bestand darin, dass er den Blick nicht nur auf die reine Behandlung und Vorbeugung von Krankheiten richtete, sondern die Herstellung und Förderung von Gesundheit in den Mittelpunkt rückte. Außerdem warb er für die Vorstellung, dass die Gesundheit des Individuums nicht getrennt von der Familie und die Gesundheit der Familie nicht getrennt von dem größeren sozialen Umfeld zu sehen sei.

McCarrison trat 1901 als Arzt in den medizinischen Dienst in Indien ein und blieb bis 1935 im Land. Die entscheidenden Jahre seines Berufslebens waren die sieben, in denen er unter den Hunza praktizierte. Bei diesem Stamm an der nordwestlichen Grenze Indiens waren die in Europa am häufigsten vorkommenden Leiden unbekannt. McCarrison fand bei ihnen weder Herzkrankheiten noch Krebs, Blinddarmentzündungen, Magengeschwüre, Diabetes oder multiple Sklerose. Er versuchte herauszufinden, auf welchen Faktoren ihr guter Gesundheitszustand beruhte, und prüfte, welche Nahrungsmittel sie im Alltag zu sich nahmen. Ihm fiel auf, dass es nicht nur wenig Kranke gab, sondern dass auch die Pflanzen, die die Hunza anbauten, von bemerkenswert wenigen Krankheiten befallen waren. Deshalb begann er, ihre Anbaumethoden zu untersuchen, und erkannte als das wichtigste Merkmal, dass die Hunza sich an die »Regel des Zurückgebens« hielten. Das heißt, sie achteten darauf, nichts zu verschwenden, sodass jede denkbare Substanz, auch menschliche Ausscheidungen, kompostiert und verwendet wurde, um den Boden anzureichern.

Weil McCarrison daran lag, die Erkenntnisse, die er bei seiner Arbeit als Arzt gewonnen hatte, mit naturwissenschaftlichen Methoden abzusichern, führte er entsprechende Tierexperimente durch. Er testete Tausende von Ratten, die er mit verschiedenen Arten von für sie ungeeigneter Nahrung fütterte und in Bezug auf Gesundheitszustand und Lebensdauer mit einer Kontrollgruppe von Ratten verglich, die normales Futter bekamen. Eine Gruppe fütterte er sogar nach einem typischen Sikh-Speiseplan, eine andere nach einem Ernährungsmuster, das für die ärmeren Schichten in England typisch ist: Weißbrot, gezuckerter Tee, weich gekochtes Gemüse, Dosenfleisch, Marmelade und Margarine. Die normal ernährten Ratten gediehen gut, und ihr Sozialleben verlief harmonisch, im Gegensatz zu den anderen, bei denen mehr Erkrankungen insbesondere der Lunge und des Magen-Darm-Trakts auftraten.

McCarrison führte das zusammen, was er aus seiner Arbeit als Arzt, aus der Orientierung der Hunza an den Gesetzen der Natur und aus verschiedensten Tierexperimenten gelernt hatte, und gewann auf diese Weise Einblick in das »Rad des Lebens« – den Kreislauf, in dem Abfall den Boden nährt, sodass darauf gesunde Pflanzen wachsen können, die ihrerseits gesunde Tiere und Menschen hervorbringen, deren Ausscheidungen und Abfälle wiederum, wenn sie richtig verwendet werden, den Boden nähren.

Wilhelm Reich ist als ein weiterer hellsichtiger Gigant des 20. Jahrhunderts zu nennen. Sein Hauptziel war es, das Wesen der »Lebensenergie« zu begreifen. Er war somit an allen Aspekten des Lebens interessiert. Reich gehörte zu den außergewöhnlichen Menschen, die in der Lage sind, einen Schritt aus der eigenen Kultur herauszutreten und sie mit unvoreingenommenen Augen zu betrachten. Den wichtigsten Fragen unserer heutigen Zeit hat er sich bereits in der ersten Hälfte des 20. Jahrhunderts zugewandt. Er fragte sich zum Beispiel, warum vielen Menschen nicht klar ist, dass sie Teil der Natur sind und deshalb mit ihr kooperieren und ihren Gesetzen gehorchen müssen. Reich untersuchte unter anderem den Prozess der Wüstenbildung und kam zu dem Schluss, dass die

Wüste in der Natur aus der »inneren Wüste« des Menschen hervorgeht. Damit bezog er sich auf die Fähigkeit des Menschen, ohne Zögern Leben zu zerstören. Er begriff, dass die weitverbreitete innere (oder emotionale) Wüste durch das entsteht, was wir Neugeborenen antun: »Konzentrieren wir uns auf die Neugeborenen und lenken wir die Aufmerksamkeit der Menschen von der bösen Politik weg und hin auf das Kind.« Mit seinen Zeitgenossen ging Reich scharf ins Gericht: Die Kinder der Zukunft »werden das Durcheinander aufräumen müssen, das dieses 20. Jahrhundert angerichtet hat.« Nach seiner Ansicht wird die Zivilisation erst beginnen, wenn das Wohlbefinden von Babys an erster Stelle steht und alle anderen Gesichtspunkte dahinter zurücktreten.

Der Name Ina May Gaskin ist eng mit »The Farm« und mit dem Begriff »wahre Geburtshilfe« verknüpft. Durch ihre Art zu leben, durch ihr Tun und durch die Weitergabe ihres Wissens hat Ina May Gaskin vielen Menschen wichtige Einsichten nahegebracht. Sie lassen sich wie folgt zusammenfassen: Die Menschheit kann nicht überleben, wenn sie nicht die Gesetze der Natur wieder entdeckt; der erste Schritt sollte daher sein, die Art und Weise zu überdenken, wie Kinder auf die Welt kommen, und verlangt die Wiederbelebung einer wahren Geburtshilfe; in einem weiteren Schritt sollten wir um der ungeborenen Generationen willen aufhören, den Boden durch aggressive Anbaumethoden zu zerstören.

Im Jahr 1971 verließen 320 Hippies San Francisco und die Westküste der USA. Sie hatten die Vision, einen neuartigen Lebensstil zu erfinden. In einer Karawane aus umgebauten Schulbussen durchquerten sie das Land, getreu ihrem Motto »Auf dem Weg, um die Welt zu retten«. Sie bauten schließlich im ärmsten Bezirk von Tennessee, nahe Summertown, die Kommune »The Farm« auf. In dieser Gründungsphase kamen zwölf Kinder zur Welt. Auf diese Weise wurden Ina May und andere Mütter der Gruppe zu Hebammen.

Als die Kommune sesshaft wurde, musste sie nach und nach all das aufbauen, was zu einer Siedlung üblicherweise dazugehört: Lebensmittelladen, Schule, Wasserversorgung, Apotheke, Poststelle, Friedhof, Geschäfte und Wohnhäuser – und Räumlichkeiten für Entbindungen. Ina May und andere Mütter in der Kommune wurden also Hebammen, weil ein Bedarf dafür bestand, und erlernten die Geburtshilfe durch die konkreten Erfahrungen, die sie sammelten. Unterstützt wurden sie dabei von einem ihnen wohlgesinnten ortsansässigen Arzt.

Während der Blütezeit der Farm in den späten 70er-Jahren kamen in der Kommune zwei Dutzend Babys im Monat zur Welt. Bald hatten die Hebammen so viel Erfahrung gesammelt, dass Ina May 1977 ihr Buch *Spirituelle Hebammen* veröffentlichen konnte, einen Meilenstein in der Geschichte der Geburtshilfe. Dieses Buch ist nach wie vor Symbol der Renaissance des Hebammenwesens in den USA wie auch in Europa. Ich kenne mehrere einflussreiche europäische Hebammen, für die die Lektüre des Buches Anlass war, die Farm zu besuchen.

Die Gründerinnen und Gründer der Farm, zu denen auch Stephen, der Ehemann von Ina May, zählt, machten zugleich Erfahrungen mit biologischen Anbaumethoden. Sie sammelten sämtliche organischen Abfälle, die in Küche und Stall, beim Einmachen und Einfrieren von Lebensmitteln, im Sägewerk und im Lebensmittelladen anfielen, in einer zentralen Kompostieranlage, wo sie von Pferden gewendet wurden, um dann auf den Feldern verteilt zu werden. Sie stellten mehr als 120 Hektar auf biologische Landwirtschaft um und legten große Obstplantagen, Weinberge, Felder mit Erdbeeren, Himbeeren und Heidelbeeren sowie eine Baumschule an, um dort brauchbare Sorten von Obstbäumen sowie Hart- und Weichholzbäumen zu vermehren. Mit Terrassierung und Bewässerungssystemen wirkten sie der Erosion des urbaren Bodens entgegen. Um die Befruchtung der Feldpflanzen und Bäume zu sichern, richteten sie Bienenhäuser ein. Zur Schädlingsbekämpfung dienten Mischkulturen, Saatgut von alten Kulturpflanzen, bodenbedeckende Zwischenfrüchte, Fruchtwechsel, Ernte von Hand, nützliche Insekten, Schlangen, Eidechsen, Kröten und Schildkröten. Im Verlag der Farm kam ein Handbuch für biologische Schädlingsbekämpfung heraus, das auf den Erfahrungen mit diesen Methoden beruht.

Die Warnungen, die Ina May Gaskin und die anderen »Ökopoliten« der Farm aussprechen, sind insofern ernst zu nehmen, als konkretes Tun dahintersteht. Sie kritisieren die Industrialisierung von Landwirtschaft und Geburt und andere Aspekte der vorherrschenden modernen Lebensweise nicht nur, sondern haben ihnen Alternativen entgegenzusetzen.

Auch FREDERICK LEBOYER, ärztlicher Geburtshelfer und Poet, ist ein Visionär mit großem Einfluss. In seinem berühmten Buch *Geburt ohne Gewalt* lud er uns zu einer Zeit, in der es allenfalls üblich war, über das Gebären zu schreiben oder zu sprechen, mit einem Mal ein, uns zusammen mit ihm auszumalen, wie es ist, geboren zu werden. Der Zeitpunkt dafür war perfekt gewählt. Die französische Originalausgabe erschien 1974. Das war bereits mitten im Zeitalter des elektronischen Gebärens, und deshalb wurde die Formulierung *Geburt ohne Gewalt* vor allem als Plädoyer gegen die Industrialisierung des Gebärens verstanden. Nicht nur der Zeitpunkt des Erscheinens, sondern auch die Gestaltung des Buches waren ideal dafür geeignet, einem neuen Bewusstsein den Weg zu ebnen. Text und eindrucksvolle, bewegende und schöne Bilder sind gut aufeinander abgestimmt. Auch der Schreibstil hält das Interesse beständig wach und spricht dabei auf eine angemessene Weise das Gefühl an. Es ist der Stil eines weisen Sehers, mit nur einem, zwei oder drei Sätzen in jedem Absatz … der Stil einer heiligen Schrift.

Leboyer lädt uns ein, das Neugeborene als Individuum, ja sogar als »Persönlichkeit« zu sehen, aber es ist offenkundig, dass er dabei immer die ganze Zivilisation im Blick hat. Wenige wohlplatzierte Andeutungen und Hinweise genügen ihm, um sein Thema in größere Zusammenhänge einzuordnen. Er vergisst nie, die wesentlichen Fragen zu stellen. So überlegt er, was es zu bedeuten hat, dass Rituale auf das möglichst rasche Durchtrennen der Nabelschnur drängen: »Wie ist es möglich, dass der Mensch, ein vernünftiges Wesen von anerkannter Intelligenz, an einem so wichtigen Punkt so irrational reagiert?« Ein Satz, eine Frage: Geschickt spricht er an, dass es sich um ein kulturelles Phänomen handelt und dass sämtliche bekannten Gesellschaften das Neugeborene mit aggressiven Ritualen begrüßen.

Wie wir geboren werden, liefert eine Erklärung dafür, wie wir selbst uns verhalten, wenn ein Baby zur Welt kommt. Laut Leboyer wiederholt sich dieser Vorgang der »Übertragung« unzählige Male. »Er spielt sich im Unbewussten ab und bildet im Allgemeinen die Grundlage für das, was wir – unschuldig – Erziehung nennen.« Er lädt uns also ein, zu überlegen, wie eine Kultur sich in den Geburtsvorgang einmischt, und die langfristigen Folgen zu bedenken. Und plötzlich lesen wir:

> Das also ist die Geburt.
> Die Hinrichtung eines Unschuldigen.
> Welch ein Elend.
> Sind wir wirklich so naiv zu meinen,
> dass eine solche Katastrophe keine Spuren hinterlässt?
> Dabei findet man sie überall.
> Auf der Haut, am Rücken, in den Knochen,
> in den Alpträumen,
> im Wahnsinn,
> in unseren Wahnsinnstaten: Folter und Gefängnis.
> Die Mythen, die heiligen Schriften
> erzählen von nichts anderem
> als von dieser tragischen Odyssee.

Die Liste außergewöhnlicher Menschen ist natürlich nicht erschöpfend. Es gab andere Pioniere und Visionäre, die schon im 20. Jahrhundert in der Lage waren, die unausweichlichen Fragen des 3. Jahrtausends klar zu benennen. Es dürfte aber nachvollziehbar sein, dass ich dazu neige, Menschen hervorzuheben, die ich persönlich kenne. Ina May Gaskin und Frederick Leboyer bin ich oft begegnet. Zu Robert McCarrison gibt es immerhin einen indirekten Bezug, denn ich habe an Tagungen der nach ihm benannten Gesellschaft teilgenommen. Auch zu Wilhelm Reich besteht eine indirekte Verbindung, weil ich mit seiner geliebten Tochter Eva befreundet bin. Rudolf Steiner starb, ehe ich geboren wurde, doch auch hier ist ein Gefühl der Vertrautheit vorhanden, weil ich eng mit Menschen verbunden bin, deren Lebens- und Denkweise stark von anthroposophischen Ideen geprägt ist.

7 Alternativbewegungen: Natürliche Geburt und ökologische Landwirtschaft

Wir haben eine Reihe von Giganten betrachtet, deren Blick weit in die Zukunft reichte. Darüber sollten wir aber nicht die zahllosen Vereinigungen und Verbände vergessen, die auf ihre je eigene Weise an der Schaffung eines neuen Bewusstseins arbeiten. Solche Bewegungen entstehen meistens daraus, dass eine kleine Gruppe von Menschen sich für ein ganz bestimmtes Anliegen einsetzt. Die Ziele, denen sie sich widmen, sind klar eingegrenzt. Das ist bei Bewegungen, die sich für die ökologische Landwirtschaft, und solchen, die sich für die natürliche Geburt starkmachen, ganz ähnlich.

Visionäre greifen weit vor. Sie stellen neue Fragen, geben

unerwartete Antworten und stellen oft überraschende Zusammenhänge her. Bewegungen dagegen setzen sich meistens klar definierte Ziele, um sie so rasch wie möglich zu erreichen. Visionäre und Bewegungen ergänzen einander dabei. Die Begeisterung und Inspiration, die eine Bewegung tragen, speisen sich oft direkt oder indirekt aus dem Denken von Visionären.

Bewegungen, die für eine biologisch-dynamische und ökologische Landwirtschaft eintreten

Während des gesamten 20. Jahrhunderts waren Bewegungen aktiv, die sich für Alternativen zur industrialisierten Landwirtschaft einsetzten. Kleine regionale Basisgruppen hat es in dieser Zeit immer gegeben. In den ländlichen Regionen eines Landes wie Frankreich sind sie wesentlich daran beteiligt, in der Bevölkerung eine kritische Haltung gegenüber den verschiedenen Aspekten der industrialisierten Landwirtschaft wachzuhalten. Solche Gruppen verfolgen Ziele, die sich klar auf die jeweilige Region beziehen. Sie nennen sich beispielsweise Agro-bio Poitou-Charentes, Allier-Bio, Confédérations des Groupes des Agrobiologistes de Bourgogne oder Groupement des Agriculteurs biologiques de Touraine. Es gibt aber auch eine kleine Zahl von Großverbänden, die auf nationaler und internationaler Ebene tätig sind.

Die erste Organisation mit einer großen Breitenwirkung war zweifellos die Biodynamic Farming and Gardening Association, die bereits 1938 in den USA gegründet wurde, um die biologisch-dynamische Landwirtschaft zu fördern, zu lenken und zu schützen. Die biologisch-dynamische Bewegung nahm aus mehreren Gründen während zwei Dritteln des vorigen Jahrhunderts eine Vorreiterrolle ein. Erstens blieb sie nicht dabei stehen, die verschiedenen Aspekte der industrialisierten Landwirtschaft, die sich im Laufe des 20. Jahrhunderts herausgebildet hatten, nur zu kritisieren, sondern hatte durchaus

Gegenmodelle zu bieten. Wir könnten auch sagen, dass die biologisch-dynamische Bewegung die verschiedenen Phasen der industrialisierten Landwirtschaft gleichsam transzendiert hat, weil sie klare und konkrete Ziele dagegensetzte: Die Menschen sollten lernen, mit den »gesunden Kräften der Natur« zu arbeiten.

Der zweite Grund dafür, dass die Association stets eine Vorreiterrolle spielte, liegt in der Vielzahl ihrer Aktivitäten, zu denen unter anderem Tagungen, Kurse, Seminare und wissenschaftliche Studien zählen. Die Association gibt *Biodynamics* heraus, die älteste Zeitschrift der USA zum ökologischen Acker- und Gartenbau. Sie spielt ferner bei der Beratung von Farmern und Gärtnern eine wichtige Rolle, unterstützt lokale Basisverbände und unterhält eine Datenbank von CSA(Community Supported Agriculture)-Farmen[2]. Sie unterhält Verbindungen zu Institutionen, die stärker auf Forschung und Ausbildung ausgerichtet sind, unter anderem zum Josephine Porter Institute, das biodynamische Präparate herstellt und vertreibt, und zum Demeterverband, der überprüft, ob ein Landwirtschaftsbetrieb sich biologisch-dynamisch nennen darf. Die biologisch-dynamische Bewegung ist in Dutzenden von Ländern aktiv.

In den USA nahm die Bewegung des ökologischen Landbaus während des Zweiten Weltkrieges ihren Anfang. In ebendieser Zeit erlebte die dortige Landwirtschaft einen Industrialisierungsschub. Mit Chemie, Mechanisierung und Monokulturen steigerte man rasch die Produktion, um Nahrungsmittel in das vom Krieg zerstörte Europa liefern zu können. Die Entstehung der ökologischen Bewegung war eine unmittelbare Reaktion auf diese explosive Entwicklung der industrialisierten Landwirtschaft. Die neue Bedeutung des Wortes »organic« (ökologisch, biologisch) ging in den allgemeinen Sprachgebrauch ein, als Jerome Rodale 1942 die Zeitschrift *Organic Farming and Gardening* (die später zu *Organic Gardening* wurde) ins Leben rief.

In Großbritannien fand das Gründungstreffen der Soil Association 1946 unmittelbar nach dem Krieg statt. Eve Balfours Buch *The Living Soil* (1943; soil – Erdboden) trug maßgeblich dazu bei, dass die Gründer der Association zusammenfanden. Eve Balfour hatte sowohl Howard als auch McCarrison kennen gelernt und war stark von ihnen beeinflusst. Die Association verfolgte drei Anliegen. Sie beabsichtigte erstens, alle die zusammenzubringen, die bemüht waren, einen tieferen Einblick in die lebenswichtige Beziehung von Boden, Pflanze, Tier und Mensch zu gewinnen, zweitens wollte sie wissenschaftliche Studien auf diesem Gebiet anregen, koordinieren und unterstützen und drittens das so gewonnene Wissen in die Öffentlichkeit tragen, um den Wissensstand der Bevölkerung zu heben. Dem dritten Ziel diente vor allem die Zeitschrift der Association, *Mother Earth*. Schon 1953 zählte man 3000 Mitglieder aus aller Welt.

Nach dem Krieg stieg in den USA der landwirtschaftliche Einsatz synthetischer Chemikalien exponentiell an. 1960 spritzten die Farmer etwa 130 Millionen Kilogramm Schädlingsbekämpfungsmittel. In Europa erreichte der Verbrauch nach und nach ähnliche Dimensionen. Die Zeit war reif dafür, dass sich zumindest bei einem kleinen Teil der Bevölkerung und bei einigen wenigen Farmern und Bauern ein neues Bewusstsein regte. Die Zahl der kleinen Basisgruppen vervielfachte sich. Der wachsende Widerstand gegen die Industrialisierung der Landwirtschaft wurde 1962 plötzlich stärker, als *Der stumme Frühling* von Rachel Carson in die Buchläden kam und großes Aufsehen erregte. Das Buch vermittelte zum ersten Mal einen Eindruck davon, wie weit die ökologische Zerstörung schon um sich gegriffen hatte. Es handelte von der Vergiftung durch Insektizide, Unkrautvernichtungsmittel und andere gängige Produkte und von den im Ackerbau verwendeten Spritzmitteln, durch die gefährliche Substanzen in die Nahrung gelangen. Rachel Carson vertrat die Auffassung, dass diese Stoffe eine größere Gefahr darstellen als radioaktive

Strahlung. Menschen seien zum ersten Mal in der Geschichte chemischen Substanzen ausgesetzt, die von der Geburt bis zum Tod im Körper bleiben. Carsons Argumente waren solide belegt, und ihr Buch öffnete vielen Menschen die Augen für die Risiken, die die industrialisierte Landwirtschaft mit sich bringt.

Um das Jahr 1970, als weltweit eine Vielzahl von kleinen ökologischen Landwirtschaftsverbänden existierte, hielt es eine Gruppe von klugen, hoch motivierten, engagierten und tatkräftigen Pionieren für geboten, der Bewegung mehr Struktur zu geben. Roland Chevriot, Mary Langman, Karin Mundt, Claude Aubert, Denis Bourgeois und andere gaben den Anstoß zur Schaffung eines weltweiten Verbundes, der International Federation of Organic Agriculture Movements (IFOAM). Eines ihrer ersten Anliegen war, Standards für die ökologische Landwirtschaft allgemein bekannt zu machen. Wie groß der Bedarf an einer solchen Organisation war, zeigt das eindrucksvolle Wachstum der IFOAM, das die folgenden Zahlen verdeutlichen. Zu Anfang hatte der Verbund fünf Mitgliedsorganisationen. An der Generalversammlung 1984 im deutschen Witzenhausen nahmen etwa 100 Organisationen aus 50 Ländern teil und vertraten dabei insgesamt 100 000 Mitglieder. Zu Beginn der 90er-Jahre hätte man den Eindruck gewinnen können, dass die Hauptziele der Bewegung erreicht waren. Die Europäische Union erließ 1992 die ersten amtlichen Normen für ökologische Erzeugnisse. Im selben Jahr blickte die Welt nach Brasilien, wo in Rio de Janeiro die Konferenz der Vereinten Nationen für Umwelt und Entwicklung stattfand. Die IFOAM vertrat dort mit großem Engagement die Anliegen der ökologischen Landwirtschaft. Im Anschluss an Rio organisierte die IFOAM in São Paulo die erste große internationale Tagung zu Umweltthemen, die so genannte Neunte Internationale Wissenschaftskonferenz. Dort hatte der Chor der UNO (United Nations of Organic) seinen gefeierten Auftritt mit der IFOAM-Hymne, die nach der Melodie von »Auld Lang Syne« gesungen wird:

In all the world the need is felt
To make a drastic change
A choice for life, a choice for health
Ever wider is the range
So let us sing to living soil
Organic farmers' pride
IFOAM brings us all together
To reach this goal worldwide.
They herd the cows, they plant the seeds
Not only humans do they feed
Also water, soil and air
So let us sing to living soil
Organic farmers' pride
IFOAM brings us together
To reach this goal worldwide.
May all our children and their children
Live on a greener earth
For they inherit all our deeds
That is what makes it worth
So let us sing to living soil
Organic farmers' pride
Join hands and may the work be blessed
To reach this goal worldwide.

(Die ganze Welt spürt,
dass ein radikaler Wandel notwendig ist,
eine Entscheidung für das Leben und für die Gesundheit,
die von immer größerer Tragweite ist.
Singen wir also dem lebendigen Boden
das Loblied der Ökobauern.
IFOAM führt uns alle zusammen,
damit wir dieses Ziel auf der ganzen Welt erreichen können.
Sie weiden die Kühe, sie bestellen die Felder,
sie geben nicht nur Menschen Nahrung,
sondern auch dem Wasser, dem Boden und der Luft.

Singen wir also dem lebendigen Boden
das Loblied der Ökobauern.
IFOAM führt uns alle zusammen,
damit wir dieses Ziel auf der ganzen Welt erreichen können.
Mögen alle unsere Kinder und deren Kinder
auf einer grüneren Erde leben.
Sie sind die Erben von dem, was wir tun,
und deshalb lohnt sich unser Einsatz.
Singen wir also dem lebendigen Boden
das Loblied der Ökobauern.
IFOAM führt uns alle zusammen,
damit wir dieses Ziel auf der ganzen Welt erreichen können.)

Der Text der Hymne zeigt, dass es den Vertreterinnen und Vertretern der IFOAM schon immer in erster Linie um die Zukunft der gesamten Menschheit ging und nicht nur um die eigene Gesundheit oder die ihrer Familien.

Auch wenn die IFOAM viel erreicht hatte, blieb noch vieles zu tun. Neue Entwicklungen verlangten erhöhte Wachsamkeit. In ihrem Gefolge entstand zur Jahrhundertwende mit einem Mal der bislang jüngste Zweig der Bewegung.

Die Kampagne »Keep Organic *Organic*« (Bio muss bio bleiben) startete im Jahr 1998 innerhalb kürzester Zeit, nachdem das US-Landwirtschaftsministerium bekannt gegeben hatte, dass es die Bezeichnung »aus ökologischem Anbau« auch für Nahrungsmittel zulassen wollte, die genetisch verändert, bestrahlt oder auf Klärschlamm gezogen waren. Das Ministerium musste die Bestimmungen 1999 revidieren, nachdem 275 000 Bürgerinnen und Bürger es mit Eingaben zur geplanten Regelung des Ökosiegels überhäuft hatten. Die Neuregelung kam den Kritikern in allen Punkten entgegen und legte sogar fest, dass Biofleisch und ökologische Milchprodukte frei von Antibiotika und Wachstumshormonen sein mussten. Staatlich anerkannten Prüfstellen wurde das Recht zugesprochen, strengere Maßstäbe anzulegen als das Landwirtschaftsministerium.

Die neuen Bestimmungen wurden zu einer Zeit erlassen, als die Verkaufszahlen von Bio-Lebensmitteln stetig wuchsen. Sie sind ein unverzichtbarer Baustein zu einem neuen kollektiven Bewusstsein. Für Bio-Lebensmittel zu werben hat nun nicht mehr oberste Priorität. Das Wichtigste ist jetzt, wachsam zu bleiben. Der Übergang von industriellen zu ökologischen Anbaumethoden lässt sich nicht ohne weiteres und über Nacht bewerkstelligen. Erwähnenswert ist zum Beispiel, dass nach den Bestimmungen der Europäischen Union Kartoffeln als ökologisch angebaut bezeichnet werden dürfen, auch wenn zur Bekämpfung von Krankheiten wie Kraut- und Knollenfäule Kupfersulfat eingesetzt wurde, das nützliche Tiere wie Regenwürmer tötet und bei im Weinbau Tätigen zu Leberschäden geführt hat. Eine andere Substanz, die Ökobauern nach europäischem Recht einsetzen dürfen, ist das Rotenon, der Wirkstoff der Derriswurzel, der mit der Parkinson'schen Krankheit in Verbindung gebracht worden ist. Die Forderung »Bio muss bio bleiben« hat heute also oberste Priorität.

Bewegungen, die für eine natürliche Geburt eintreten

Es hat im 20. Jahrhundert immer wieder Bewegungen gegeben, die sich gegen die Industrialisierung des Gebärens wandten. Die ersten entstanden in den 20er-Jahren in den USA. Sie kritisierten die Methode des Dämmerschlafs, die dazu führte, dass Entbindungen zunehmend im Krankenhaus stattfanden und unpersönlicher wurden. *Twilight Sleep* (dt. *Die oberen Zehntausend*, 1931), ein 1927 erschienener satirischer Roman des Jazz age von Edith Wharton, half den Frauen, die nicht in die allgemeine Begeisterung einstimmen konnten, ihrem Widerstreben Ausdruck zu geben. Durch die Ironie, mit der sie die Worte einer ihrer Figuren kommentiert, verdeutlicht Edith Wharton ihren eigenen Standpunkt und spricht dabei direkt den Industrialisierungsaspekt an:

> »Selbstverständlich darf es dabei keinen Schmerz geben … nichts als Schönheit … es sollte zu dem Lieblichsten, dem Poetischsten auf Erden gehören, ein Kindchen zu bekommen«, erklärte Mrs. Manford mit jener hellen, sachlichen Stimme, in der Lieblichkeit und Poesie wie die Attribute eines vorgeschrittenen Industrialismus klangen und Kindchen wie etwas, das in Serien herausgebracht wird wie Ford-Autos.

In den Industrieländern bildeten sich vor allem nach dem Zweiten Weltkrieg zahllose Gruppen und Verbände, die sich gegen die Industrialisierung des Gebärens einsetzten. Manche waren eher klein und widmeten sich lokalen oder regionalen Anliegen, andere waren auf nationaler oder internationaler Ebene tätig – wie wir das von den Gegenbewegungen zur industrialisierten Landwirtschaft bereits kennen. Jede dieser Gruppen hat ihre eigene Geschichte und ihre besonderen Zielsetzungen. Selbst wenn die Mittel und Wege, die sie vorschlugen, ihren Zielen nicht immer angemessen waren und ihnen unter Umständen sogar zuwiderliefen, verbindet sie alle das berechtigte Anliegen, nach Alternativen zur Industrialisierung des Gebärens zu suchen.

Der Prototyp eines großen und gut organisierten Verbandes auf diesem Gebiet ist zweifellos der britische National Childbirth Trust (NCT). Die Mütter, die ihn 1957 ins Leben riefen, waren stark von den Büchern Grantly Dick-Reads beeinflusst (unter anderem *Natural Childbirth*, erschienen 1933, und *Mutterwerden ohne Schmerz*, im Original erschienen 1944). Die treibende Idee des NCT war: Die meisten Menschen wissen über Schwangerschaft und Geburt nur sehr wenig; Unwissen aber erzeugt Angst, und Angst erzeugt Schmerzen.

Im Lauf der Jahre musste sich das NCT immer wieder auf neue Entwicklungen einstellen. Heute ist es ein Informationszentrum, das Wissen über Schwangerschaft, Geburt und Stillen vermittelt. Statt eine bestimmte Entbindungsmethode zu empfehlen, wirbt das NCT dafür, sich zuerst kundig zu machen und dann selbst eine Entscheidung zu treffen. Es weist deshalb immer darauf hin, dass es zur Industrialisierung des Gebärens Alternativen gibt. So gab kürzlich eine Umfrage des NCT im Internet indirekt zu verstehen, dass in Großbritannien Hausgeburten nicht mit erhöhten Risiken verbunden sind. Die teilnehmenden Frauen sollten folgende Frage mit Ja oder Nein beantworten: »Wurde Ihnen für den Fall, dass Ihre Schwangerschaft normal verläuft, die Möglichkeit einer Hausgeburt ebenso positiv dargestellt wie die Möglichkeit einer Entbindung im Krankenhaus?«

Die Entstehung eines neuen Bewusstseins, für die sich das NCT einsetzt, hat insbesondere auch Sheila Kitzinger, eine der Initiatorinnen des NCT, mit ihren zahlreichen[3] Büchern gefördert.

Die britische Active Birth-Bewegung hat eine andere Geschichte. Janet Balaskas prägte den Ausdruck »aktive Geburt« in kritischer Abgrenzung zur Idee des »aktiven Wehenmanagements«. Dieser erstmals in Dublin verwendete Begriff unterstellt, nicht die Frau, die in den Wehen liegt, sei die aktive Person. In London gibt es ein Active Birth Centre. Es hat in anderen Ländern die Gründung von Gruppen mit ähnlichen Zielsetzungen angeregt, unter anderem von Nascita attiva in Italien und von Naissance Active in Genf. Die deutsche Gesellschaft für Geburtsvorbereitung weist viele Ähnlichkeiten sowohl mit dem NCT als auch mit der Active Birth-Bewegung auf. In Frankreich hat es nie große landesweite Organisationen gegeben, die den britischen gleichkämen, aber dafür eine große Zahl von kleinen lokalen Gruppen.

Die in den USA ansässige International Childbirth Education Association (ICEA) ist in vieler Hinsicht mit dem NCT vergleichbar. Sie ist eine Dachorganisation von Menschen, die in der Geburtsvorbereitung und Geburtsbegleitung tätig sind, und macht sich für eine Wahlfreiheit stark, die auf der Kenntnis der verschiedenen Entbindungsmethoden beruht. Die ICEA hat Mitglieder in 42 Ländern. In den USA betrachten die meisten Gruppen das Thema Geburt aus ihrer jeweils eigenen Perspektive und verfolgen ganz bestimmte Ziele, die sich meistens schon aus ihrem Namen erschließen: International Cesarean Awareness Network (ICAN, Internationales Informationsnetzwerk zu Kaiserschnittentbindungen) – hervorgegangen aus dem Cesarean Prevention Movement (CPM, Organisation zur Verhinderung von Kaiserschnittentbindungen) –, Informed Homebirth (Aufklärung über Hausgeburten), New Nativity (eine Gruppe, die Paare zu »do-it-yourself«-Hausgeburten anleitet), American College of Home Obstetrics (Institut für häusliche Geburtshilfe), Maternity Center Association (eine Organisation, die sich für eine bessere Versorgung von Mutter und Kind einsetzt), National Association of Childbearing Centers (Verband alternativer Geburtszentren). Die 1975 von Lee und David Stewart gegründete National Association of Parents and Professionals for Safe Alternatives in Childbirth (NAPSAC, Verband von Eltern und Fachleuten für sichere Alternativen zu den etablierten Geburtsmethoden) ist bekannt dafür, dass sie Frauen Mut zu einer Hausgeburt machen will, auch wenn das nicht ihr erklärtes Ziel ist. Die American Foundation for Maternal and Child Health (Stiftung zur Förderung der Gesundheit von Mutter und Kind) und ihre Gründerin Doris Haire versuchen, zwischen Gruppen und Menschen in verschiedenen Teilen der Welt, die sonst nicht voneinander erfahren würden, Verbindungen herzustellen und zu stärken. Doris Haire ist gleichsam der Roland Chevriot der natürlichen Geburt.

Manche US-amerikanischen Gruppen sind vor allem von einer bestimmten Grundphilosophie getragen. Das gilt beispielsweise für Birthworks, eine von Cathy Daub initiierte

Gruppe. Birthworks will durch Wissensvermittlung und Förderung von Selbstwahrnehmung und selbstbewusstem Handeln Frauen helfen, beim Gebären auf die eigenen Fähigkeiten zu vertrauen. Ich erwähne an dieser Stelle absichtlich keine Gruppen, die für bestimmte »Geburtsmethoden« werben, denn eine »Methode« lässt sich immer leicht in die Industrialisierung des Gebärens einbauen.

Für die Idee der natürlichen Geburt engagieren sich auch Gruppen, deren Aktivitäten so speziell sind, dass sie sich nicht leicht einordnen lassen. Zum Beispiel hat sich das von Andrea Robertson aufgebaute australische Ausbildungsinstitut Associates in Childbirth Education (ACE) mit seinen Kursen, Seminaren und Tagungen für im Gesundheitswesen Tätige einen ausgezeichneten Ruf erworben. Ich habe selbst miterlebt, wie eine vom ACE organisierte Reihe von Studientagen in den großen australischen Städten fast tausend Hebammen erreichte – eine angesichts der Bevölkerungszahl von Australien beeindruckende Leistung. Die britische Association for Improvement of Maternity Services (AIMS, Vereinigung für die Verbesserung der Versorgung von Gebärenden und ihren Kindern) und ihre Gründerin Beverley Lawrence Beech sichten wissenschaftliche Studien, die die grundlegenden Voraussetzungen und Annahmen des industrialisierten Gebärens in Frage stellen, und versuchen sie öffentlich bekannt zu machen.

Das Engagement für die natürliche Geburt wäre ein hoffnungsloses Unterfangen, wenn es nicht Gruppen gäbe, die sich dem Wiederaufbau des Hebammenwesens widmen. Dieser Wiederaufbau ist die Grundvoraussetzung dafür, dass wir in die postindustrielle Ära der Geburt eintreten können. Deshalb sind Gruppen wie die folgenden von größter Wichtigkeit: Il Marsupio[4] in Italien, die eine alternative Hebammenschule aufgebaut hat, die Spirituellen Hebammen in Russland, die britische Association of Radical Midwives (Verband radikaler Hebammen) und Midwifery Today (Hebammesein heute) in den USA. Midwifery Today und das Team um Jan Tritten haben internationale Tagungen in so verschiedenen Ländern wie den USA, Jamaika, Japan, Großbritannien, Frankreich und China ausgerichtet.

Das Hauptthema dieser Tagungen ist stets die Renaissance der authentischen Hebammenkunst. Gruppen wie die genannten sind unter Umständen eher in der Lage, Entwicklungen und Probleme nicht nur vom Individuum her, sondern auch mit Blick auf unsere gesamte Zivilisation zu betrachten, als die vielen Frauen, die Teil der Bewegung für die natürliche Geburt sind. Denn diese Bewegung setzt sich in erster Linie für die Interessen von Schwangeren ein, die die Möglichkeit erhalten sollen, die Entscheidung für eine bestimmte Entbindungsmethode selbst zu treffen. Für die einzelne Frau steht dabei ihre Schwangerschaft und ihr Baby im Vordergrund. Diesen sich ständig erneuernden Markt, den diese Frauen bilden, versuchen Herausgeber von Zeitschriften und Büchern entsprechend zu bedienen.

Die Schwierigkeit, eine umfassendere Perspektive einzunehmen, könnte die Entwicklung eines neuen Bewusstseins verzögern. Ich möchte dafür ein Beispiel aus meiner eigenen Erfahrung anführen. Es ist viel einfacher, ein Buch bei einem Verlag unterzubringen, wenn das Wort »Geburt« direkt im Titel vorkommt, als wenn das Thema Geburt nur indirekt angesprochen wird. Unter den Büchern, die ich veröffentlicht habe, liegen mir aber *Genèse de l'homme écologique*, *Primal Health* und *The Scientification of Love* am meisten am Herzen. *Genèse de l'homme écologique* handelt davon, wie wir Achtung vor Mutter Erde entwickeln können. Der Verleger versuchte mich bis kurz vor Drucklegung dazu zu überreden, den Begriff »Geburt« in den Titel aufzunehmen. Ich folgte seinem Ratschlag nicht. Als das Buch dann aber in diversen Übersetzungen erschien, tauchte das Wort wie durch ein Wunder in den Titeln auf. So wurde *Genèse de l'homme écologique* in Deutschland zu *Die Geburt des Menschen*[5]. Mir fällt auch auf, dass man, wenn man mich irgendwo vorstellt, meistens nur Bücher von mir erwähnt, die das Wort »Geburt« im Titel tragen.

Bis zum Ende des 20. Jahrhunderts wiesen die industrialisierte Landwirtschaft und das industrialisierte Gebären starke Parallelen auf, die augenfälliger waren als die Unterschiede. Seit Beginn des neuen Jahrtausends ist das anders geworden. Der Hauptunterschied liegt darin, dass sich im Fall der Landwirtschaft durch eine Serie von Katastrophen ein neues Bewusstsein gebildet hat. Die Geschichte der Geburt ist noch nicht in dieses Stadium eingetreten. Welche Katastrophe rollt da also möglicherweise auf uns zu?

8 Welche Katastrophe liegt vor uns?

Auf Reisen vertraue ich einigen Faustregeln, die ich mir zurechtgelegt habe. Wenn ich in eine fremde Stadt komme, muss ich einschätzen können, wie sicher ich mich dort fühlen kann. Kann ich nach Sonnenuntergang noch unbesorgt durch die Straßen gehen? Weil verlässliche Kriminalitätsstatistiken nicht leicht zu bekommen sind, schaue ich mir einfach die Geburtsstatistiken der Gegend an. Nach meiner Erfahrung hängt nämlich die Kriminalitätsquote mit dem Ausmaß medizinischer Interventionen bei Geburten zusammen. Das heißt, in São Paulo, Mexico City, Rom oder Athen, wo die Kaiserschnittquoten astronomische Höhen erreichen, bin ich äußerst vorsichtig. In Tokio, Stockholm oder Amsterdam dagegen, wo es vergleichsweise wenige medizinische Interventionen bei Entbindungen gibt, bewege ich mich unbefangener. Städte wie London, Paris, Frankfurt oder Sydney liegen nach meiner Faustregel dazwischen.

Es dürfte nicht mehr lange dauern, bis genügend Belege für diese statistische Korrelation vorliegen und wir sie als wissenschaftlich abgesichert betrachten können. Damit wäre der erste Schritt zur Erforschung eines möglichen Ursache-Wirkungs-Zusammenhangs getan. Falls die Medien sich nicht scheuen, solche Befunde und Erkenntnisse aufzugreifen, könnten die Folgen, die mit der Industrialisierung des Gebärens verbunden sind, unter Umständen ins Zentrum der öffentlichen Aufmerksamkeit rücken. Das ist allerdings nur eines von zahlreichen denkbaren Szenarien. In Wirklichkeit kann beim Thema Geburt niemand vorhersagen, welche Ereignisse das entscheidende »Aha-Erlebnis« auslösen werden.

Eine weitere Analogie

Ein allgemeines Problembewusstsein entwickelt sich in der Regel dann, wenn Katastrophen eingetreten sind. Im 20. Jahrhundert haben die Menschen in vielerlei Hinsicht Gott gespielt und hinterher erkennen müssen, welch unselige Folgen ihr Unvermögen zu vorausschauendem Handeln hat. Tagtäglich gelangen viele Tonnen von Kohlendioxid und anderen Treibhausgasen in die Atmosphäre, weil wir fossile Energieträger verbrennen. In den frühen 70er-Jahren war ich bereits mit den Argumenten und Prognosen vieler ökologisch orientierter Autorinnen und Autoren vertraut. Für Murray Bookchin zum Beispiel war schon damals klar, dass der Menschheit in naher Zukunft nichts anderes übrig bleiben würde, als völlig neue Wege zu beschreiten und erneuerbare Energien wie Windkraft und Sonnenlicht zu nutzen. Es lag für ihn auf der Hand, dass eine fortschreitende Veränderung der Erdatmosphäre zu unkontrollierbaren Klimaverschiebungen führen würde. Seitdem hat es zahllose entsprechende Warnungen von renommierten Forschungsteams gegeben.

Aber erst zur Jahrtausendwende, als sich immer häufiger Wetterkatastrophen ereigneten, wurde die Öffentlichkeit aufgerüttelt. Wir treten heute in eine neue Phase der Menschheitsgeschichte ein, in der den mächtigsten Politikern allmählich klar wird, dass die Gesundheit des Planeten Vorrang vor vielen anderen Interessen haben muss.

Ein nützliches Vorhersageinstrument

Der heutige Forschungsstand erlaubt es uns, Vorhersagen zu treffen, welche Art von Katastrophe die Gefahren des industrialisierten Gebärens ins Rampenlicht rücken wird. Die Datenbank unseres Londoner Forschungszentrums – des Primal Health Research Centre – ist über das Internet frei zugänglich (www.birthworks.org/primalhealth). Sie enthält Hunderte von Verweisen auf Studien, die in maßgeblichen naturwissenschaftlichen und medizinischen Zeitschriften erschienen sind. In all diesen Studien geht es um die langfristigen Folgen dessen, was während der »primären Periode« eines Menschen geschieht. Die primäre Periode umfasst das pränatale Leben des Fötus, die Geburtsphase und das erste Lebensjahr. Es ist nicht leicht, an solche Studien heranzukommen, weil sie nicht in die gängigen Einteilungen von Wissenschaftsdisziplinen passen wollen. Das war der Hauptgrund dafür, dass wir die Datenbank aufgebaut haben.

Schon ein erster Blick über das Datenmaterial macht klar, dass aus allen Gebieten der Medizin Studien vorliegen, in denen sich Korrelationen ergaben zwischen Erkrankungen von Erwachsenen und Einflüssen, die auf sie einwirkten, als ihre Mutter mit ihnen schwanger war. Aus einer Vielzahl solcher Studien lässt sich sogar der Schluss ziehen, dass unsere gesundheitliche Verfassung zu einem großen Teil im Mutterleib geprägt wird. Weil aber am Tag der Geburt die Industrialisierung am massivsten und tief greifendsten auf das Baby einwirkt, sollten wir zunächst den Studien nachgehen, die Zusammenhänge mit dem Geburtsverlauf selbst nachgewiesen haben.

Der Tag der Geburt

In unserer Datenbank sind solche Studien leicht zu finden, wenn man Suchbegriffe wie Geburtskomplikation, Reanimation, geburtshilfliche Anästhesie, geburtshilfliche Medikation, Wehen, Weheneinleitung, fötaler Gefahrenzustand während der Wehen, Kaiserschnittentbindung, Asphyxie (Sauerstoffmangel), Geburtszange, Saugglocke oder Kephalhämatom (Bluterguss zwischen Schädelknochen und Knochenhaut) eingibt. Aus den Studien, die dann aufgelistet werden, geht hervor, dass bestimmte Ereignisse während der Geburtsphase bei einer ganzen Reihe von Störungen eine Rolle spielen. Die Art und Weise, *wie* wir geboren werden, hat ganz offensichtlich mit unserer späteren Kontaktfähigkeit oder Aggressivität zu tun, das heißt, mit unserer Liebesfähigkeit. Genauer gesagt scheinen Forscher, wenn sie der Lebensgeschichte von Menschen nachgehen, bei denen irgendeine Einschränkung der Liebesfähigkeit – entweder der Liebe zu sich selbst oder zu anderen – zu erkennen ist, immer auf Risikofaktoren während der Geburtsphase zu stoßen. Der Ausdruck »Einschränkung der Liebesfähigkeit« beschreibt sehr gut, was die betreffenden Störungen miteinander verbindet. Außerdem verweisen die Risikofaktoren in der Geburtsphase, auf die die Forscher stoßen, stets auf ein wichtiges und aktuelles gesellschaftliches Problem.

Die Gewaltkriminalität von Jugendlichen ist zweifellos ein hochaktuelles Thema. Sie lässt sich als eine Einschränkung der Fähigkeit auffassen, andere zu lieben. Es ist nicht verwunderlich, dass laut einer großen und maßgeblichen Studie von Adrian Raine Geburtskomplikationen zu den Risikofaktoren gehören, anhand deren sich prognostizieren lässt, ob jemand mit 18 Jahren zur Gewaltkriminalität neigen wird.

Eine Einschränkung der Fähigkeit, sich selbst zu lieben, kann sich in vielerlei Formen äußern. Die dramatischste Form selbstzerstörerischen Verhaltens ist natürlich die Selbsttötung.

Das bedrängendste gesellschaftliche Problem unserer Zeit sind dabei die Suizide von Jugendlichen, denn sie stellen ein neues Phänomen dar, das in anderen Kulturen nahezu unbekannt ist. Der Suizid zählt heute in allen Industrieländern zu den häufigsten Todesursachen in der Adoleszenz. Laut einer der verlässlichsten Schätzungen, die auf Daten des australischen National Bureau of Statistics beruht, stieg die Zahl der Selbsttötungen bei 15- bis 24-jährigen australischen Männern von 8,7 pro 100 000 im Jahr 1964 auf 30,9 im Jahr 1997 an.

Man kann diese Daten dahingehend deuten, dass die Wahrscheinlichkeit der Selbsttötung von Jugendlichen davon abhängt, in welcher Epoche der Geburtshilfe sie geboren wurden. Bezeichnenderweise nennt die einzige Studie, die in unserer Datenbank zum Suizid von Jugendlichen vorliegt, Risikofaktoren am Tag der Geburt. Einer der statistisch signifikanten Risikofaktoren war, dass im Verlauf der Geburt eine Reanimation erfolgte. Bemerkenswert ist auch eine Reihe von Studien, in denen der Schwede Bertil Jacobson nach der jeweiligen Methode des Suizids differenzierte. Wenn Menschen, deren Geburt mit mechanischen Traumata verbunden war, sich das Leben nehmen, scheinen sie zu gleichermaßen gewaltsamen mechanischen Methoden zu neigen (zum Beispiel springen sie in die Tiefe oder vor einen Zug oder sie erschießen sich). Suizide durch Ersticken sind dagegen eng mit einer Sauerstoffunterversorgung bei der Geburt korreliert.

Auch weniger drastische Formen selbstzerstörerischen Verhaltens, wie zum Beispiel Drogenabhängigkeit, sind ein großes gesellschaftliches Problem. Wenn beispielsweise eine Mutter während der Wehen bestimmte Schmerzmittel verabreicht bekommt, ist laut einer in Schweden und den USA durchgeführten Serie von Studien die Gefahr größer, dass das Kind später drogenabhängig wird. Auch die Anorexia nervosa (Magersucht) lässt sich als eine Einschränkung der Fähigkeit auffassen, sich selbst zu lieben. In den westlichen Gesellschaften kommt sie besonders häufig vor. Aus einer groß angelegten Studie, die alle während eines Jahrzehnts in Schweden geborenen Frauen erfasste, ging hervor, dass ein recht enger Zusammenhang zwischen Magersucht und Risikofaktoren bei der Entbindung besteht. Als der statistisch gesehen wichtigste Risikofaktor erwies sich dabei ein Kephalhämatom, ein Bluterguss zwischen Knochenhaut und Schädelknochen. Ein Kephalhämatom weist darauf hin, dass die Geburt, was die Einwirkung mechanischer Kräfte auf das Kind angeht, traumatisch verlaufen ist.

Autismus lässt sich ebenfalls als Ausdruck einer gestörten Liebesfähigkeit auffassen. Autistische Kinder und Erwachsene sind nicht fähig, in Beziehung zu anderen Menschen zu treten. Im Jugendalter sind sie außerstande, geschlechtliche Beziehungen aufzubauen, und haben später auch keine Kinder. Mein Interesse am Phänomen Autismus geht auf das Jahr 1982 zurück. Damals lernte ich Niko Tinbergen kennen, der 1973 zusammen mit Konrad Lorenz und Karl von Frisch den Nobelpreis erhalten hatte. Als in der Tierbeobachtung versierter Verhaltensforscher interessierte er sich insbesondere für das nonverbale Verhalten von autistischen Kindern und beobachtete sie in ihrer normalen häuslichen Umgebung. Er schilderte minuziös, was ihm dabei auffiel, und listete außerdem Faktoren auf, die für eine autistische Störung anfällig machen oder die betreffenden Symptome verschärfen können.

Er nennt unter anderem auch Faktoren, die die Geburtsphase betreffen: tiefe Zangengeburt, Entbindung unter Narkose, Reanimation bei der Geburt und medikamentöse Einleitung der Wehen. Als ich Tinbergen kennen lernte, untersuchte er mögliche Zusammenhänge zwischen der Schwierigkeit autistischer Kinder, Augenkontakt herzustellen, und einem Fehlen des Augenkontakts zwischen Mutter und Kind unmittelbar nach der Geburt. Die Arbeit von Tinbergen (und seiner Frau) ist der erste Versuch, Autismus unter dem Blickwinkel der Primärgesundheit zu erforschen.

Meine Begegnung mit Niko Tinbergen war wohl der Grund dafür, dass ich im Juni 1991 hellhörig wurde, als ich auf einen

Artikel der japanischen Psychiaterin Ryoko Hattori aus Kumamoto stieß. Frau Hattori ging der Frage nach, inwieweit das Risiko, autistisch zu werden, an den Ort der Geburt geknüpft ist. Sie stellte fest, dass bei den Kindern, die in einem bestimmten Krankenhaus geboren worden waren, die Zahl autistischer Störungen deutlich erhöht war. In diesem Krankenhaus leitete man die Wehen routinemäßig eine Woche vor dem erwarteten Geburtstermin ein und verabreichte den Frauen während der Wehen einen komplexen Medikamentencocktail.

Vor der Geburt

Zur Industrialisierung des Gebärens gehört auch ein bestimmter Stil der vorgeburtlichen Versorgung, der ständig potenzielle Probleme in den Vordergrund rückt. Jeder Schwangeren werden routinemäßig zahllose Testuntersuchungen angeboten, die man zu verschiedenen Zeitpunkten durchführen lassen kann. Einfache physiologische Anpassungsreaktionen werden dabei oft als Krankheiten hingestellt und mit bizarren Bezeichnungen versehen. Zum Beispiel wird eine vorübergehende Umstellung des Kohlenhydrat-Stoffwechsels so zum »Schwangerschaftsdiabetes«. Ein erhöhtes Blutvolumen, das eigentlich nur ein Zeichen dafür ist, dass die Plazenta gut arbeitet, wird zur Anämie umgedeutet, weil das Blut dünner ist als sonst und die Hämoglobin-Konzentration niedriger ausfällt. Häufige Arzttermine vor der Geburt haben, das ist offensichtlich, oft ausgesprochen negative Auswirkungen auf die emotionale Verfassung von Schwangeren, denn sie säen Zweifel. In meinen Augen führt das zu einem »Nocebo-Effekt« (dem Gegenteil eines Placebo-Effekts). Wir achten in unserer Datenbank deshalb auch auf Studien, die prüfen, welche langfristigen Folgen Veränderungen der emotionalen Verfassung von Schwangeren haben.

Mehrere dieser Studien legen nahe, dass die emotionale

Verfassung einer Schwangeren langfristige Auswirkungen auf die spätere Kontaktfähigkeit, die Aggressivität oder – anders gesagt – auf die Liebesfähigkeit des Kindes haben kann. Die älteste dieser Studien stammt aus Finnland. Zwei Psychologen ermittelten 167 Kinder, deren Vater vor ihrer Geburt gestorben war, sowie 168 Kinder, deren Vater während ihres ersten Lebensjahres verstorben war. Sie werteten bei allen Kindern die ärztlichen Unterlagen der ersten 35 Lebensjahre aus. Alle diese Kinder wuchsen ohne Vater auf, doch nur bei denen, die noch im Mutterleib ihren Vater verloren hatten, lag ein erhöhtes Risiko für Kriminalität, Alkoholprobleme und psychische Erkrankungen vor.

Aus Studien mit Kindern, deren Mütter ungewollt schwanger mit ihnen waren, ergeben sich ähnliche Schlussfolgerungen. Ende der 50er-Jahre begann ein schwedisches Forscherteam aus Göteborg, unter sozialpsychiatrischen Gesichtspunkten die Lebensgeschichte von Kindern zu untersuchen, deren Mütter erfolglos eine Abtreibung beantragt hatten. Man verfolgte die Lebensläufe von 240 Personen bis zum Alter von 21 Jahren. Später wurde die Untersuchung bis zur Vollendung des 35. Lebensjahres ausgedehnt. Das Hauptergebnis war, dass die Kontaktfähigkeit in der Gruppe, deren Mütter erfolglos eine Abtreibung beantragt hatten, geringer ausgeprägt war. Dieser Unterschied war auch im Alter von 35 Jahren noch nachweisbar.

Die Prag-Studie umfasst eine Kohorte von 220 Personen, deren Mütter zwischen 1961 und 1963, nachdem ihr Antrag auf eine Abtreibung abgelehnt worden war, Einspruch eingelegt hatten und auch damit gescheitert waren. Die Ergebnisse von vier Erhebungsdurchgängen sind veröffentlicht worden. 30 Jahre später konnten noch 190 Personen untersucht werden, die man mittels einer paarweisen statistischen Parallelisierung mit Kontrollpersonen verglich. Ebenso wie in der schwedischen Studie zeigte sich, dass die Kontaktfähigkeit in der Untersuchungsgruppe schwächer ausgeprägt war. In einer finnischen Studie, die sowohl in ihrem methodischem Aufbau und ihren Zielsetzungen als auch von ihren Dimensionen her einen ganz anderen Charakter hatte, wurden im Jahr 1966 11 000 Frauen befragt. Sie waren im sechsten oder siebten Monat schwanger und sollten angeben, ob die Schwangerschaft erstens gewollt, zweitens gewollt, aber zeitlich ungelegen oder drittens ungewollt war. Bei den ungewollten Babys war das Risiko einer späteren schizophrenen Störung gegenüber den anderen beiden Gruppen signifikant erhöht.

Veränderungen der emotionalen Verfassung, die durch die Industrialisierung der vorgeburtlichen Versorgung ausgelöst werden, sind natürlich von anderer Art und geringerer Intensität als die in unserer Datenbank dokumentierten. Dennoch sind langfristige Auswirkungen auf Verhalten und Kontaktfähigkeit zu erwarten. Außerdem sagt uns der gesunde Menschenverstand, dass es zu kurz greifen würde, den Einfluss von Ereignissen während der Schwangerschaft getrennt von dem zu betrachten, was während der Entbindung geschieht. Wenn ein Fötus zum Beispiel durch Stresshormone, die die Mutter freisetzt, anfälliger wird, steigt wahrscheinlich das Risiko einer so genannten fötalen Notfallsituation während der Wehen. Man registriert aber möglicherweise nur die Komplikationen während der Entbindung, obwohl es sich um eine Kette von Ereignissen handelt, die schon früher ihren Anfang genommen hat.

Vermutlich werden die Entwicklungen, die das große Aha-Erlebnis auslösen werden, mit Störungen des Verhaltens, der Kontaktfähigkeit oder der Aggressivität zu tun haben – also letztlich mit der Fähigkeit oder Unfähigkeit zu lieben.

Mutmaßungen

Welcher Art die Ereignisse sein könnten, die einen Bewusstseinswandel einleiten, scheint relativ leicht vorherzusagen zu sein, nicht aber, wie die Ereignisse genau aussehen und wann sie eintreten werden. Es gab bereits Gelegenheiten, die ungenutzt verstrichen sind. Zum Beispiel könnte man sich vorstellen, dass Journalisten Studien, die einen Zusammenhang zwischen Drogenabhängigkeit und Wehenmedikamenten belegen, mit den Worten aufgegriffen hätten: »Also so ist das! Jetzt begreifen wir, warum junge Leute in den USA, die in der Ära des Dämmerschlafs geboren wurden, so gierig nach suchterzeugenden Drogen waren.« Erinnern wir uns, dass zur Dämmerschlafmethode eine Morphininjektion dazugehörte.

Vor kurzem gab es eine weitere versäumte Gelegenheit. In Frankreich organisierten Polizisten (sowohl »policiers« als auch »gendarmes«) Aufsehen erregende Demonstrationen, weil sie der beispiellosen Zahl an Straftaten und Verbrechen nicht mehr gewachsen sind. Von 2000 auf 2001 stieg die Verbrechensrate in Frankreich um 7,69 %, die Gewaltverbrechen für sich genommen nahmen um 8,04 % zu. Sämtliche politischen Parteien in Frankreich sind sich darin einig, dass dringend mehr Polizisten benötigt werden. Stellen Sie sich vor, ein Journalist hätte die Gelegenheit beim Schopf gepackt und die Zahl der Polizisten in verschiedenen Ländern zu den jeweiligen Bedingungen in Beziehung gesetzt, unter denen Babys dort geboren werden.

Er wäre dann auf die statistischen Daten zumindest zweier westeuropäischer Länder, die ansonsten mit Frankreich vergleichbar sind, aufmerksam geworden: der Niederlande und Italiens. Holland nimmt eine Sonderstellung ein, weil dort 80 % der Hebammen unabhängig und deshalb in einer starken Position sind, während es nur eine relativ kleine Zahl gut ausgebildeter Ärzte für Geburtshilfe gibt, die echte Experten für außergewöhnliche und problematische Situationen sind. Der Anteil der Hausgeburten ist in den Niederlanden mit etwa 30 % außergewöhnlich hoch und der Anteil an operativen Entbindungen insgesamt niedrig. Auch die Situation in Italien ist einzigartig, denn im Verhältnis zur Bevölkerungszahl gibt es dort die meisten ärztlichen Geburtshelfer und operativen Entbindungen, während die Zahl der Hebammen im europäischen Vergleich eine der niedrigsten ist. Frankreich liegt, was die Zahl an ärztlichen Geburtshelfern und operativen Entbindungen angeht, dazwischen. Es gibt mehr Hebammen als in Italien, aber sie haben viel weniger Einfluss als die niederländischen Hebammen. Eine französische Hebamme ist typischerweise nur ein Mitglied in einem hoch spezialisierten medizinischen Team in einer großen konventionellen Geburtshilfe-Abteilung. Der Anteil an medizinischen Interventionen ist viel höher als in den Niederlanden, aber niedriger als in Italien.

Wenn Journalisten solche Daten aufgreifen würden, brächte sie das auf spannende Fragen. Wie ist es beispielsweise zu erklären, dass in den Niederlanden mit einer Bevölkerung von 16 Millionen Menschen insgesamt nur 40 000 Männer und Frauen bei der Polizei arbeiten (2,5 auf 1 000 Einwohner)? In Frankreich dagegen scheinen bei einer Bevölkerung von 61 Millionen Menschen 220 000 Polizisten (policiers und gendarmes) nicht auszureichen (3,6 auf 1 000 Einwohner). Die Unterschiede sind noch eklatanter, wenn man Italien und die Niederlande vergleicht und insbesondere die amtliche Statistik der Straftaten heranzieht (pro Jahr 41 auf 1 000 Einwohner in Italien gegenüber 15 auf 1 000 in den Niederlanden).

Wir können an dieser Stelle nur versuchen zu erraten, welche weiteren Gelegenheiten für einen Bewusstseinswandel sich als nächste ergeben könnten.

Meine erste Vermutung wäre, dass bald überall auf der Welt alarmierende Statistiken publik werden, die einen der zahllosen Aspekte einer eingeschränkten Liebesfähigkeit zum Thema haben. Manche dieser Aspekte sind bislang noch nicht aus der Perspektive der Primärgesundheit untersucht worden und tauchen daher in unserer Datenbank nicht auf. Vielleicht wird aber genau zu dem Zeitpunkt, wenn die Spekulationen zu dem betreffenden Aspekt richtig in Gang kommen, in einer angesehenen medizinischen oder naturwissenschaftlichen Fachzeitschrift eine methodisch gut aufgebaute große Studie dazu erscheinen. Sie wird zeigen, dass es einen klaren Zusammenhang gibt zwischen dem in Frage stehenden Aspekt und einem typischen Merkmal des industrialisierten Gebärens.

Planung, Durchführung und Veröffentlichung von Forschungsarbeiten dieser Art sind oft mit großen Problemen verbunden. Die Hauptschwierigkeit ist, dass Studien, die eine bei Erwachsenen auftretende Störung in Zusammenhang mit Entbindungsmethoden bringen, die Grenzen der Political Correctness verletzen. Zu diesem Ergebnis gelangte ich in meinen Gesprächen mit Niko Tinbergen und Ryoko Hattori, die Studien zum Autismus durchführten, mit Bertil Jacobson, der selbstzerstörerisches Verhalten im Allgemeinen und Drogenabhängigkeit im Besonderen erforschte, mit Lee Salk, der den Suizid von Jugendlichen untersuchte, und mit Adrian Raine, der sich mit Jugendkriminalität befasste. Alle mussten unzählige bürokratische Hindernisse überwinden, die ihnen unter anderem von Ethikkommissionen in den Weg gelegt wurden.

Vor kurzem habe ich den Begriff »Sackgassen-Epidemiologie« (cul-de-sac epidemiology) geprägt, zur Bezeichnung von Studien, deren Fragestellungen niemand weiterverfolgt, nicht einmal die Autoren selbst. Die medizinische Fachwelt und die Medien lassen die Befunde solcher Studien, selbst wenn sie in maßgeblichen medizinischen oder naturwissenschaftlichen Zeitschriften erscheinen, links liegen. Die »Sackgassen-Epidemiologie« ist für mich das Gegenstück zur »zirkulären Epidemiologie«. Mit letzterem Begriff kritisiert man die Tendenz, dieselbe Art von Studien ständig zu wiederholen, selbst wenn an den zu erwartenden Ergebnissen kein Zweifel mehr besteht. Ich bin zu dem Schluss gekommen, dass eine wissenschaftliche Studie, die man als politisch korrekt empfindet, leicht zu zirkulärer Epidemiologie führt. Wenn sie dagegen die Regeln der Political Correctness verletzt, mündet das Ganze in die Sackgassen-Epidemiologie. Die Sackgassen-Epidemiologie dürfte einer der Gründe dafür sein, warum ein Bewusstseinswandel gefährlich lange auf sich warten lässt.

Wissenschaftliche Untersuchungen, die für die Zukunft der Menschheit entscheidend sind, verstoßen also gegen die Political Correctness. Wie können wir einen derartigen Teufelskreis durchbrechen? Müssen wir wirklich abwarten, bis Katastrophen geschehen? Sollten wir vielleicht besser sagen, dass das Problem in unserer Unfähigkeit liegt, Katastrophen, die bereits auf uns zurollen, wahrzunehmen und richtig zu deuten?

Die geschilderten Prognosen und Mutmaßungen sind größtenteils aus unserer Forschungsdatenbank zur Primärgesundheit abgeleitet. An der wissenschaftlichen Revolution, die ich als »wissenschaftliche Fundierung der Liebe« (scientification of love) bezeichne, haben neben der Medizin auch andere, neu entstandene Forschungsrichtungen Anteil. Was können wir von ihnen lernen?

9 Die Liebe als Forschungsgegenstand

Das Phänomen der Liebe zu beschreiben war früher der Poesie, Kunst, Philosophie und Religion vorbehalten. Am Beginn des 21. Jahrhunderts aber ist es Forschungsgegenstand der verschiedensten wissenschaftlichen Disziplinen. Aufgrund der Spezialisierung und Aufsplitterung des Wissenschaftsbetriebes wird allerdings bislang übersehen, welch immense Bedeutung der Liebe zukommt.

Neue Fragen am Beginn eines neuen Jahrtausends

Wenn der Wissenschaft ein wirklicher Schritt nach vorn gelingt, ergeben sich daraus stets neue Fragen. Das trifft auch auf die »wissenschaftliche Fundierung« der Liebe zu. Über die Jahrtausende wurden die verschiedenen Facetten der Liebe auf alle erdenklichen Weisen beschrieben und verherrlicht. Zahllose Philosophen haben das Wesen der Liebe zu ergründen versucht. Seltsamerweise fragte sich niemand, wie sich die Fähigkeit zu lieben eigentlich entwickelt. Heute aber drängt sich uns diese Frage auf, denn es liegen wissenschaftliche Befunde vor, die Antworten darauf zu enthalten scheinen. Gemeinsam ist diesen Befunden, dass sie Erfahrungen am Beginn eines Lebens eine große Bedeutung beimessen, insbesondere einer kurzen kritischen Phase unmittelbar nach der Geburt. Aus ähnlichen Gründen stellt sich mit einem Mal die Frage, warum sämtliche Gesellschaften den ersten Kontakt zwischen Mutter und Baby auf ritualisierte Weise stören und zum Beispiel von einer Generation an die nächste die Überzeugung weitergeben, die so genannte Vor- oder Erstmilch sei unrein oder schädlich. Wir können uns dieser Frage heute nicht mehr verschließen, denn verschiedene neue Forschungsrichtungen machen deutlich, dass die erste Stunde nach der Geburt für die Entwicklung der Liebesfähigkeit wahrscheinlich entscheidend ist. Wir müssen uns klar machen, dass während vieler Jahrtausende die grundlegende Überlebensstrategie der meisten Gruppen von Menschen darin bestand, Macht und Kontrolle über die Natur und über andere Gruppen auszuüben. Evolutionsgeschichtlich gesehen war es daher von Vorteil, nicht die Liebesfähigkeit des Menschen zu entfalten, sondern sein Aggressionspotenzial. Den ersten Kontakt zwischen Mutter und Baby zu stören diente also dem Überleben.

Sich ergänzende Sichtweisen

Neben der Forschung zur Primärgesundheit, die grundlegende Daten liefert, tragen auch andere Forschungsdisziplinen zur wissenschaftlichen Fundierung der Liebe bei und ergänzen einander. Wenn mehrere Wissenschaftszweige ähnliche Schlussfolgerungen nahe legen, gewinnen diese Ergebnisse für uns sehr an Bedeutung.

Ein erster Schritt

Historisch gesehen war die erste Disziplin, die etwas zur wissenschaftlichen Fundierung der Liebe beigetragen hat, die Verhaltensforschung. Verhaltensforscher beobachten Verhaltensweisen von Tieren und Menschen. Von besonderem Interesse ist für sie seit jeher die Mutter-Kind-Bindung. Bei jeder Säugetierart, die sie untersuchten, bestätigte sich, dass es unmittelbar nach der Geburt eine kurze, aber entscheidende Phase gibt, die sich danach nie mehr wiederholt. Wir müssen hier insbesondere die Arbeit von Harry Harlow erwähnen. Er untersuchte die Mutter-Kind-Beziehung bei Affen, einer Spezies, die eng mit uns Menschen verwandt ist. Außerdem verfolgte er die Entwicklung von Affen vom Kindes- bis zum Erwachsenenalter und konnte nachweisen, dass bestimmte Störungen des ersten Kontakts zwischen Mutter und Kind nach der Geburt mit späteren Abweichungen des Sexualverhaltens und des mütterlichen Verhaltens zusammenhängen.

Hormone und Verhalten

Im Jahr 1968 trat die wissenschaftliche Fundierung der Liebe in eine neue Phase ein, als Terkel und Rosenblatt Rattenweibchen, die noch keine Jungen hatten, Blut injizierten, das Muttertieren innerhalb von 48 Stunden nach dem Werfen entnommen worden war. Die Weibchen verhielten sich daraufhin wie Muttertiere. Terkel und Rosenblatt hatten also nachgewiesen, dass im Blut von Rattenweibchen unmittelbar nach dem Gebären Hormone vorhanden sind, die Mutterliebe auslösen können. Diesem historischen Experiment folgten in den 70er-Jahren zahlreiche weitere Studien, die der Frage nachgingen, wie Östrogene, Progesteron, Prolaktin und andere Hormone, deren Spiegel um die Zeit der Geburt herum starken Schwankungen unterliegt, das Verhalten steuern.

Erst im Jahr 1979 stellte sich heraus, dass das Hormon Oxytozin starken Einfluss auf das Verhalten hat. Bis dahin wusste man nur um seine mechanischen Effekte. Es stimuliert die Kontraktionen der Gebärmutter und setzt damit die Geburt und die nachfolgende Ausstoßung der Plazenta in Gang. Außerdem regt es beim Stillen die Milchdrüsen in der Brust an, Milch abzugeben. Darüber hinaus lässt sich, wie Prange und Pedersen zeigen konnten, bei Säugetieren durch gezielte Oxytozin-Injektionen in die Hirnventrikel mütterliches Verhalten auslösen. Ihr Experiment entfesselte eine regelrechte Lawine von Studien, in denen man den Auswirkungen dieses Hormons auf das Verhalten nachging. Wir können die Ergebnisse dieser Phase der Forschung so zusammenfassen, dass Oxytozin das exemplarische altruistische Hormon ist. Es ist das »Hormon der Liebe«. Oxytozin ist im Spiel, ganz gleich, welche Facette der Liebe wir betrachten. Ebenfalls im Jahr 1979 wies man nach, dass im Körper der Mutter während der Wehen Endorphine (morphinähnliche Hormone) ausgeschüttet werden. 1981 fand man heraus, dass auch der Fötus eigene Endorphine ausschüttet. Es war damals bereits allgemein bekannt, dass alle morphinähnlichen Substanzen Zustände der Abhängigkeit hervorrufen können.

Dies warf ein neues Licht auf das aus der Verhaltensforschung stammende Konzept der »kritischen« oder »sensiblen Phase«. Wir wissen heute, dass in der Stunde nach der Geburt die verschiedenen Hormone, die während der Wehen ausgeschüttet werden, noch nicht abgebaut sind und in der Interaktion zwischen Mutter und Baby jeweils eine ganz bestimmte Funktion erfüllen. Unmittelbar nach der Geburt befinden sich Mutter und Neugeborenes in einem ganz spezifischen und hochkomplexen hormonellen Gleichgewicht.

Unter natürlichen physiologischen Bedingungen kann dabei, wie wir wissen, im Körper der Mutter die Konzentration von Oxytozin – dem Hormon der Liebe – auf einen Spitzenwert ansteigen. Dieser Höchstwert ist gekoppelt mit einer hohen Konzentration an Prolaktin, dem Mutterschaftshormon. Die Koppelung von Oxytozin und Prolaktin bewirkt die Liebe zum Baby. Andere Facetten der Liebe sind dadurch gekennzeichnet, dass nur die Konzentration von Oxytozin erhöht ist, nicht aber die von Prolaktin.

Unmittelbar nach der Geburt stehen Mutter und Baby unter dem Einfluss morphinähnlicher Substanzen. Sie befinden sich in engem Hautkontakt zueinander, schauen einander an, und ihr Gehirn ist noch immer geradezu überschwemmt von morphinähnlichen Hormonen. Dies ist der Beginn einer Art gegenseitiger Abhängigkeit – das heißt einer Bindung. An dieser Interaktion zwischen Mutter und Neugeborenem sind letztlich zu viele Hormone beteiligt, als dass wir hier auf alle eingehen könnten. Festzuhalten bleibt aber, dass unmittelbar nach der Geburt sogar Hormone aus der Adrenalin-Familie, die sonst eher mit Aggression verknüpft sind, eine wichtige Rolle spielen. So ist die Mutter typischerweise genau zum Zeitpunkt der Entbindung voller Energie und verspürt den Drang, eine aufrechte Körperhaltung einzunehmen und etwas mit den Händen zu greifen. Durch den Adrenalinstoß hat sie, falls die Geburt unter natürlichen physiologischen Bedingungen erfolgt, auch unmittelbar danach noch die Tendenz, in aufrechter Haltung zu bleiben, zum Beispiel auf den Knien oder im Sitzen auf dem Boden. Für Säugetiere bedeutet es einen Überlebensvorteil, wenn die Mutter direkt nach der Geburt hellwach, ja aggressiv ist. Aggressivität ist ein Aspekt von Mutterliebe. Auch das Baby schüttet während der machtvollen Wehenkontraktionen Hormone aus der Adrenalin-Familie aus. Noradrenalin bewirkt unter anderem, dass es mit geweiteten

Pupillen geboren wird und damit ein Signal an die Mutter sendet. Der Augenkontakt scheint dabei zweifellos ein besonders wichtiger Aspekt der Beziehung zwischen Mutter und Neugeborenem zu sein.

Die Betrachtung der hormonellen Zusammenhänge hilft uns auch, eine ganzheitliche Sicht der Sexualität zu entwickeln. An den verschiedenen Aspekten und Geschehnissen des Sexuallebens wie Geschlechtsverkehr, Entbindung und Stillen sind immer wieder dieselben Hormone beteiligt. Vor allem zwei Gruppen von Hormonen stehen dabei im Vordergrund: das altruistische Hormon Oxytozin und die Endorphine, die wir als unser »Belohnungssystem« betrachten können. Außerdem sind ähnliche Grundstrukturen und typische Abläufe zu beobachten. In der Schlussphase jedes sexuellen Geschehens setzt stets ein so genannter »Ejektionsreflex« ein: ein »Sperma-Ejektionsreflex«, ein »Fötus-Ejektionsreflex«, ein »Milch-Ejektionsreflex«. Diese ganzheitliche Sichtweise des Sexuallebens fußt auf den Ergebnissen der modernen biologischen Wissenschaften. Sie macht deutlich, dass eine Kultur, wenn sie routinemäßig störend in den Geburtsvorgang eingreift, damit auch auf unsere gesamte Sexualität einwirkt.

Mutterschafe und Zivilisation

Tierexperimente haben viel zur wissenschaftlichen Fundierung der Liebe beigetragen. Wichtig ist, dass wir uns im Klaren darüber sind, welche Erkenntnisse wir aus den Experimenten ziehen können. Zum Beispiel stellte man fest, dass Mutterschafe ihre Lämmer nicht annehmen, wenn die Geburt unter einer Epiduralanästhesie erfolgt. Beim Menschen sind, wie wir wissen, die Auswirkungen einer Epiduralanästhesie wesentlich komplexer. Der Grund dafür ist, dass Menschen mittels Sprache kommunizieren. Der Einfluss der Hormone auf das Verhalten ist bei ihnen weniger direkt als bei Tieren. Wenn eine Frau weiß, dass sie ein Kind erwartet, kann sie das mütterliche Verhalten, das sie später an den Tag legen wird, gedanklich schon vorwegnehmen. Das schließt nicht aus, dass nichtmenschliche Säugetiere uns etwas über uns selbst lehren können. Tierexperimente zeigen Fragen auf, die wir uns über uns selbst stellen sollten.

Wenn wir uns mit dem Menschen befassen, müssen wir auch die Einflüsse in Betracht ziehen, die Zivilisation und Kultur auf ihn ausüben. Deshalb besteht Anlass zur Sorge, wenn Schafe sich nach einer Geburt unter Epiduralanästhesie nicht um ihre Jungen kümmern: Wie wird es um die Zukunft unserer Zivilisation bestellt sein, wenn wir den Vorgang der Geburt routinemäßig auf ebendiese Weise stören?

Weil wir den Blick nicht nur auf das Individuum, sondern auch auf die Kultur oder Zivilisation richten müssen, ist es sinnvoll, in die wissenschaftliche Fundierung der Liebe den ethnologischen Forschungsansatz einzubeziehen. Was können wir aus dem Vergleich menschlicher Kulturen lernen? Die Ethnologie hat sich durch die Veröffentlichung von Datenbeständen als Wissenschaft etabliert. Wir haben daher die Möglichkeit, die Hauptmerkmale einer Kultur dazu in Beziehung zu setzen, wie sie die Geburt von Kindern gestaltet.

Das erste Ergebnis einer ethnologischen Herangehensweise ist, dass alle menschlichen Kulturen störend in die physiologischen Abläufe der Geburt eingreifen, insbesondere in den ersten Kontakt zwischen Mutter und Kind. Ich habe bereits erwähnt, dass die am weitesten verbreitete und findigste Methode einfach darin besteht, die Vorstellung zu propagieren, das Kolostrum, also die Vor- oder Erstmilch, sei unrein, schade dem Kind oder sei gar eine Substanz, die man aus der Brust herauspressen und wegschütten müsse. Nach Auffassung der modernen Biologie allerdings ist die unmittelbar nach der Geburt verfügbare Erstmilch für das Kind höchst wertvoll. Außerdem ist das Neugeborene bereits in der ersten

Stunde nach der Geburt fähig, nach der Brustwarze zu suchen und sie auch zu finden.

Oft werden Überzeugungen auch miteinander verknüpft und verstärken sich dann gegenseitig. So geben einige ethnische Gruppen im westafrikanischen Benin von Generation zu Generation die Überzeugung weiter, dass die Mutter ihrem Baby in den 24 Stunden nach der Geburt nicht in die Augen schauen darf, damit die »bösen Geister« nicht in seinen Körper eindringen können. Die erste Kontaktaufnahme zwischen Mutter und Kind kann auch durch Rituale gestört werden, etwa durch das rasche Durchtrennen der Nabelschnur, durch Baden, Abreiben, festes Einwickeln oder »Einräuchern« des Babys, durch das Einbinden der Füße, das Durchstechen der Ohrläppchen bei Mädchen oder, in kalten Regionen der Erde, das Öffnen der Türen. Als zweite Erkenntnis lässt sich den ethnologischen Befunden entnehmen, dass die Rituale und Überzeugungen, mit denen eine Kultur störend auf die Geburtsphase einwirkt, umso massiver und einschneidender sind, je größer der gesellschaftliche Bedarf an Aggressivität und an Bereitschaft zur Lebenszerstörung ist.

Der Vergleich zwischen Kulturen bringt uns erneut zu der Frage, wie Geburt und die Beziehung zwischen Mutter und Neugeborenem mit der Entwicklung von Liebesfähigkeit, Kontaktbereitschaft und Aggressivität zusammenhängen.

Eine völlig neue Situation

Wenn wir sämtliche Aspekte betrachten, die in die wissenschaftliche Fundierung der Liebe einfließen, tritt klar zutage, warum die Geschichte des Gebärens an einen wirklichen Wendepunkt gekommen ist. In der Vergangenheit waren alle Gesellschaften darauf bedacht, Kontrolle über den Geburtsvorgang auszuüben, doch heute, am Beginn des 21. Jahrhunderts, befinden wir uns in einer grundlegend neuen Situation.

Bis vor kurzem konnte eine Frau nicht Mutter werden, ohne dass ihr Körper eine komplexe Mischung aus Hormonen der Liebe freisetzte. In der derzeitigen Epoche des industrialisierten Gebärens bekommen die meisten Frauen ihr Baby, ohne dass diese Mischung von Hormonen freigesetzt wird. Manche entbinden durch einen im Voraus geplanten Kaiserschnitt, den man noch vor dem Einsetzen der Wehen vornimmt. Andere blockieren die Freisetzung der natürlichen Hormone durch Ersatzverfahren (gewöhnlich eine Infusion mit synthetischem Oxytozin in Verbindung mit einer Epiduralanästhesie). Selbst von denjenigen Frauen, die schließlich ohne irgendein Medikament entbinden, bekommen am Ende viele ein Mittel verabreicht, das die Ausstoßung der Plazenta zu einem Zeitpunkt einleitet, der für die Mutter-Kind-Beziehung sehr wichtig ist. Hervorzuheben ist hier, dass eine Injektion von synthetischem Oxytozin nicht denselben Einfluss auf das mütterliche Verhalten hat wie das natürliche Hormon, weil es die Blut-Hirn-Schranke nicht überwinden kann. Wir müssen uns also fragen, wie solche weitverbreiteten Verfahrensweisen sich letztlich auf unsere Zivilisation auswirken.

Im 21. Jahrhundert muss die Menschheit radikal neue Überlebensstrategien entwickeln. Wir sind gerade dabei, uns über die Schattenseiten der traditionellen Strategien klar zu werden. Neue Fragen treten dabei in den Vordergrund, zum Beispiel: Wie können wir die Form der Liebe kultivieren, die sich als Achtung vor Mutter Erde äußert? Damit wir unseren Planeten nicht noch weiter zerstören, muss das globale Dorf in gewisser Weise zusammenwachsen. Mehr denn je brauchen wir die Energien der Liebe. Sämtliche Überzeugungen und Rituale, die gegen die beschützenden und aggressiven Instinkte einer Mutter angehen, büßen ihren Überlebensvorteil ein, und zugleich macht die wissenschaftliche Fundierung der Liebe rasche Fortschritte. Deshalb ist dieser wenig bekannte Zweig der wissenschaftlichen Revolution ein Meilenstein der Menschheitsgeschichte.

10 Bienen

Unser kurzer Überblick über die Geschichte des 20. Jahrhunderts hat einen gefährlichen Zug des *Homo sapiens* erhellt. Es besteht ein eklatanter Widerspruch zwischen unserer Fähigkeit, mit klugen, raffinierten und wirkungsvollen Methoden Probleme zu lösen, und unserer Unfähigkeit, langfristig zu denken und in der Vorstellung vorwegzunehmen, wie sich der Masseneinsatz von neuen Erfindungen auswirken wird. Für diesen wenig erforschten Grundwiderspruch des Menschen gibt es zahllose Beispiele.

Ungenügend bestäubte Äpfel

Der weltweite Mangel an Bienen hängt mit der weitverbreiteten Anwendung synthetischer Insektenbekämpfungsmittel zusammen. Bauern haben schon immer versucht, ihre Ernte gegen Feinde wie Insekten, Nagetiere und Unkraut zu schützen. Ich habe noch selbst erlebt, wie man traditionelle und zeitaufwendige Methoden einsetzte, um Kartoffelfelder gegen den massenhaften Befall durch Colorado-Kartoffelkäfer (Doryphora decemlineata) zu schützen. Als Schulkinder eines französischen Dorfes mussten wir 1941, während des Zweiten Weltkriegs, jeden Tag mehrere Stunden aufs Feld, um von Hand Kartoffelkäfer einzusammeln. Diese Aufgabe galt als so wichtig, dass sogar hin und wieder französische Amtspersonen und auch deutsche Soldaten bei uns vorbeischauten. Die rückhaltlose Begeisterung der meisten Landwirte, als man ihnen einige Jahre nach dem Krieg, zunächst in den USA und bald darauf in Europa, synthetische Wundermittel zur Schädlingsbekämpfung anbot, war für mich leicht nachvollziehbar. Im Jahr 1947 wurden in den USA bereits um die 50 000 Tonnen Schädlingsbekämpfungsmittel hergestellt. Die Produktivität der Landwirtschaft wuchs, und Obst und Gemüse kosteten bald erheblich weniger.

Die Chemikalien töteten aber auch, wie bereits erwähnt, Bienen, Fledermäuse, Schmetterlinge und Vögel. Diesen Tieren kommt für die Landwirtschaft eine Schlüsselrolle zu, weil sie Blütenstaub von einer Pflanze zur anderen transportieren. Seit Urzeiten ist bekannt, dass insbesondere Bienen zur Befruchtung von Bäumen und anderen Pflanzen beitragen; wenn sie auf weiblichen Blüten landen, wird dabei Pollen von männlichen Blüten abgestreift. Die weiblichen Blüten wachsen zu Früchten und Samen heran, aus denen neue Pflanzen hervorgehen können, die wiederum neuen Generationen von Bienen Blütenstaub und Nektar bieten ... Wir Menschen ernähren uns zu einem großen Teil von Feldfrüchten, die auf die Bestäubung durch Insekten angewiesen sind oder dabei besser gedeihen. Die bestäubenden Insekten aber haben unter dem Einsatz von Pestiziden stark gelitten. Außerdem hat man ihre natürlichen Lebensräume, wie etwa abgestorbene Bäume oder alte Zaunpfähle, weitgehend zerstört, um Platz für neues Ackerland zu schaffen.

Dem weltweiten Mangel an Bienen und anderen bestäubenden Insekten fallen heute Nutzpflanzen auf der ganzen Welt zum Opfer. Die Bestäuber sind so wertvoll, dass man dort, wo es weniger wilde Bienen gibt als früher, die Bienenzucht oft gezielt forcieren muss. Die Frage ist, welche wirtschaftlichen Folgen zu befürchten sind, wenn es immer weniger Bienen und andere Bestäuber gibt. Die Versorgung der Menschheit mit Nahrungsmitteln könnte ernstlich gefährdet sein, wenn die gegenwärtige Entwicklung nicht gestoppt wird. Fachleute gehen davon aus, dass Obst und Gemüse in Zukunft teurer werden und die Qualität abnimmt: Ein ungenügend bestäubter Apfel ist meist kleiner und unansehnlicher.

Was derzeit geschieht, war absehbar und ist nicht Folge eines Mangels an Wissen. Auch vor 50 Jahren war klar, wie wichtig bestäubende Insekten sind und dass Pestizide sie nicht verschonen würden. Natürlich gab es einige wenige »exzentrische« Wissenschaftler und Laien, die unliebsame Fragen stellten, ohne dass man ihnen viel Beachtung schenkte. Sie waren Rufer in der Wüste, denn die Art der Gattung *Homo*, die ich »*Homo* Super-Raubtier« (*Homo* super-predator) nenne, zeichnet sich dadurch aus, dass ihr die Zukunft unseres Planeten und die künftigen Generationen gleichgültig sind. Ihr schwacher – oder geschwächter – ökologischer Instinkt lässt sich als eine Form eingeschränkter Liebesfähigkeit auffassen. Wir müssen uns immer wieder die grundlegende Frage stellen: Welche Voraussetzungen müssen gegeben sein, damit sich Liebesfähigkeit entwickeln kann?

Die Lebewesen des Bodens

In der Landwirtschaft gibt es derart viele solcher Beispiele, dass wir nur einige wenige herausgreifen können. Eine weitere verheerende Folge der industrialisierten Landwirtschaft ist die so genannte Bodendegradation, das heißt der Verlust und die Verschlechterung der Bodenqualität durch den ausgiebigen Einsatz von Nitraten und Pestiziden sowie durch übermäßiges Pflügen und das Abbrennen von Stroh. Wir müssen uns klar machen, dass der Boden ein Eigenleben hat. In fruchtbarem Boden gibt es immer eine immense Vielfalt an Lebewesen, von winzigen Bakterien bis hin zu großen Regenwürmern. Er beherbergt viele Insekten, von denen viele so klein sind, dass man sie mit bloßem Auge nicht sieht. Verschiedene Arten von Pilzen leben in Symbiose mit Pflanzen und unterstützen sie bei der Aufnahme von Mikronährstoffen. Allen diesen Lebewesen kommt jeweils eine bestimmte Rolle zu, und sie arbeiten als ein harmonisches Ganzes zusammen. Das Entstehen von echtem Dauerhumus ist ihr Werk. Man bekommt eine ungefähre Ahnung davon, wie viele Lebewesen den Boden bevölkern, wenn man sich eine Regel von John Soper vor Augen hält:

Das Gesamtgewicht der Bodenorganismen einer fruchtbaren Weide entspricht dem Gewicht der Nutztiere, die sie ernähren kann. Diese Erkenntnis ist nicht neu: John Soper schied 1958, nachdem er 32 Jahren in den Tropen gearbeitet hatte, aus dem Kolonialen Landwirtschaftsdienst aus. Schon der gesunde Menschenverstand hätte einem sagen können, dass die industrialisierte Landwirtschaft zur einer Verschlechterung der Böden führen würde. Experten gehen heute davon aus, dass der Boden stellenweise nicht mehr zu retten und unwiderruflich tot ist. Einige werden das mit dem Hinweis kommentieren, dass genetisch veränderte Nutzpflanzen sogar in der Wüste wachsen können.

Ein weiteres typisches Beispiel für die Blindheit des 20. Jahrhunderts ist der weitverbreitete Einsatz von Antibiotika zur Wachstumsförderung. Hühner, Schweine und Rinder bekommen sie routinemäßig verabreicht. Besonders häufig wird dabei Tetrazyklin verwendet, vor allem in der Schweinezucht. Vor kurzem haben Forscher von der University of Illinois in Champaign nachgewiesen, dass tetrazyklinresistente Gene von Schweinen ihren Weg in Bakterien gefunden haben. Derartige Befunde sind für die Gesundheit der Bevölkerung von größter Bedeutung. Die British Medical Association (der größte britische Ärzteverband) sagt voraus, dass eines der größten Gesundheitsprobleme des 21. Jahrhunderts die zunehmende Medikamentenresistenz sein wird. Sebastian Amyes, ein Bakteriologe, der auf dem Gebiet der Resistenzen von Bakterien viel Erfahrung hat, gibt uns noch fünf Jahre, um neue Antibiotika oder andere entsprechende Maßnahmen zu entwickeln. Andernfalls, so behauptet er, »rutschen wir weiter in einen Abgrund von nicht unter Kontrolle zu bringenden Infektionen hinein«. Als ich in den 50er-Jahren Medizin studierte, war mir die Vorstellung von antibiotikaresistenten Mikroben bereits geläufig. Auch in diesem Fall hätte man die gegenwärtigen Probleme mit ein wenig gesundem Menschenverstand vorhersehen können.

Wagen fürs Volk

Die Blindheit ist nicht nur beim Thema Landwirtschaft zu beobachten. Beispiele dafür finden sich in allen Bereichen des menschlichen Lebens. So war etwa die massenhafte Verbreitung des Autos eine prägende Entwicklung des 20. Jahrhunderts. Die Ausgangsidee war faszinierend und zeugt vom Erfindungsgeist des Menschen: vierrädrige Fahrzeuge statt mit Pferden mit Benzinmotoren anzutreiben. Schon in den 30er-Jahren war klar, dass daraus ein Massenphänomen werden würde. Wesentliche Schritte in diese Richtung waren die Entwicklung des deutschen »Volkswagens« und der Bau von Straßen, die motorisierten Fahrzeugen vorbehalten waren.

In den 70er-Jahren wurden die ersten Bedenken laut, weil der Atmosphäre tagtäglich Tonnen von Kohlendioxid zugeführt werden, blieben aber weitgehend unbeachtet. Heute gibt es 800 Millionen Autos auf der Welt, die nach wie vor fossile Energieträger verbrennen und einen großen Teil der Treibhausgase produzieren. Klimaveränderungen werden immer offensichtlicher, auch wenn Gruppeninteressen und Politiker dafür sorgen, dass das Bewusstsein dafür nur langsam reift.

Eine weitere Lektion

Auch beim Thema Geburt waren wir lange blind für die Folgen, die der massenhafte Einsatz neuer Methoden und Techniken nach sich zieht. Eingriffe wie Kaiserschnitt, künstliche Weheneinleitung, Wehenverstärkung, Epiduralanästhesie und medikamentös unterstützte Entbindung der Plazenta werden nicht nur deshalb so häufig vorgenommen, weil sich ein falsches Bild von der Physiologie der Geburt durchgesetzt hat. Sie zeugen vielmehr auch davon, dass das technologische Weltbild viel zu kurz greift.

Um die wachsende Zahl derartiger Eingriffe zu rechtfertigen, verweisen Mediziner gern auf Untersuchungen (insbesondere auf »prospektive randomisierte Studien mit Kontrollgruppen«), in denen Nutzen und Risiken von Geburtshilfemethoden statistisch erfasst werden. Diese auf konventionellen Entbindungsstationen durchgeführten Studien berücksichtigen nur kurzfristige Folgen: Man beobachtet die Kinder und Mütter nicht über die Geburtsphase hinaus weiter. So sind die meisten ärztlichen Geburtshelfer heute davon überzeugt, dass es im Fall einer zu erwartenden Steißlagengeburt zum errechneten Geburtstermin besser ist, routinemäßig einen Kaiserschnitt durchzuführen. Sie neigen auch dazu, nur noch sehr wenigen Frauen, die schon einmal eine Kaiserschnittentbindung hatten, die Möglichkeit zu geben, ihr nächstes Kind auf normalem Wege zur Welt zu bringen. Sie begreifen nicht, dass zum ersten Mal in der Menschheitsgeschichte die meisten Mütter ihr Baby bekommen, ohne dabei in ihrem Körper Hormone der Liebe freizusetzen, und dass damit die Zukunft unserer Zivilisation auf dem Spiel steht.

Aufschlussreich ist in diesem Zusammenhang auch, wie sehr sich die Anschauungen der von Männern dominierten medizinischen Fachwelt von den Vorstellungen vieler Frauen unterscheiden. Die »VBAC«-Bewegung (vaginal birth after caesarean section – Vaginalgeburt nach Kaiserschnitt) ging vor allem von der US-Amerikanerin Nancy Cohen aus, der Koautorin des Buches *Silent Knife*, die selbst nach einer Kaiserschnittentbindung eine Hausgeburt hatte. Viele Ärzte können nicht verstehen, warum manche Frauen sich gegen eine künstliche Weheneinleitung sträuben, eine Vaginalgeburt anstreben, obwohl sich das Baby zum Geburtstermin in Steißlage befindet, oder Medikamente verweigern, die die Ausstoßung der Plazenta in Gang setzen. Dieses Unverständnis lässt vermuten, dass die Achtung vor den Gesetzen der Natur ein Thema ist, das Männer und Frauen aus ganz unterschiedlichen Perspektiven betrachten.

Die Achtung vor den Gesetzen der Natur hat zweifellos eine physiologische Basis. Männer, deren Körper mehr Testosteron produziert, neigen zu höherer Aggressivität und haben eher den Drang, über andere und über die Natur Kontrolle und Macht auszuüben. Frauen erfahren dagegen eine Vielzahl von komplexen hormonellen Gleichgewichtszuständen. Wenn eine Frau ihrem Baby die Brust gibt, befindet sie sich in einem anderen hormonellen Gleichgewicht, als wenn sie in den Wehen liegt, zum ersten Mal Kontakt zu dem Neugeborenen hat oder Momente der Intimität mit ihrem Partner erlebt.

Wir müssen uns vergegenwärtigen, dass Frauen in traditionellen Gesellschaften viele Kinder haben und jedes von ihnen mehrere Jahre lang stillen. Das bedeutet, dass die Konzentration des Mutterschaftshormons Prolaktin bei ihnen während eines großen Teils ihres Erwachsenenlebens erhöht ist. Die vielschichtigen Auswirkungen von Prolaktin auf das Verhalten sind eingehend untersucht worden, insbesondere in Schweden. So fördert Prolaktin in vielen Situationen Nachgiebigkeit und Unterordnung. Derartige Haltungen steigern aber die Fähigkeit, auf die Bedürfnisse eines Babys einzugehen. Die Gesetze der Natur werden dadurch leichter akzeptiert.

Wenn wir annehmen, dass eine Kultur von dem hormonellen Gleichgewichtszustand geprägt wird, in dem sich die Menschen typischerweise befinden, wirft das die Frage auf, wie es denn um unsere Gesellschaft am Beginn des 21. Jahrhunderts bestellt ist. Auffallend ist, wie wenig Kinder wir haben. Außerdem wird nur kurz, meist nur einige Monate lang, gestillt. In den meisten anderen Gesellschaften werden Kinder jahrelang gestillt. Mit anderen Worten, im Leben moderner Frauen ist der Prolaktinspiegel nur für eine sehr kurze Zeit erhöht. Wird ihr Hormonprofil also immer maskuliner? Wie finden wir aus dieser Zwickmühle heraus?

11 Vorgänge während des Einschlafens und während der Wehen

Auf dem Weg zu einer Wiederentdeckung

Unser kurzer Überblick über die Geschichte des 20. Jahrhunderts hat uns nicht nur Einblicke in das Wesen des Menschen gewährt. Aus ihm ergeben sich auch praktische Folgerungen dafür, wie eine Geburt am besten ablaufen sollte. Wir haben zusätzliche Gründe dafür kennen gelernt, den Geburtsvorgang und den ersten Kontakt zwischen Mutter und Kind so wenig wie möglich zu stören und die Faktoren, die eine Geburt so einfach wie möglich machen, eingehender zu ergründen. Mit anderen Worten, wir müssen die grundlegenden Bedürfnisse einer Frau in den Wehen wiederentdecken. Es handelt sich hierbei insofern um eine echte Wiederentdeckung, als alle heutigen Gesellschaften störend in die physiologischen Prozesse der Geburt eingreifen und keine Kultur existiert, die uns als Modell dienen könnte.

Um die grundlegenden Bedürfnisse einer Gebärenden zu verstehen, müssen wir eine physiologische Perspektive einnehmen. Physiologen untersuchen Körperfunktionen, die in allen Kulturen gleich und somit universell sind. Sie helfen uns, zu den Wurzeln zurückzukehren und eine Art Bezugspunkt zu finden, von dem wir uns nicht allzu weit entfernen können, ohne dass unkontrollierbare nachteilige Nebenwirkungen auftreten.

Wenn wir also in einem ersten Schritt eine gebärende Frau mit den Augen eines modernen Physiologen betrachten, fällt unser Blick zunächst auf *den aktivsten Teil ihres Körpers*, nämlich die Drüse, die alle an der Entbindung beteiligten Hormone ausschüttet. Diese Hormone entstammen alten, archaischen

Hirnstrukturen, dem Hypothalamus und der Hirnanhangdrüse. Wir müssen uns das so vorstellen, dass diese tief im Inneren des Gehirns gelegenen archaischen Strukturen hochaktiv sind und eine Flut von Hormonen freisetzen. Hemmende Einflüsse auf den Geburtsvorgang und auf jeden anderen Aspekt des Sexuallebens gehen aber auf das »neue Gehirn« zurück, den Gehirnteil, der beim Menschen stark ausdifferenziert ist und den wir als Sitz des Verstandes auffassen können. Er wird als Neokortex, das heißt neue Großhirnrinde, bezeichnet.

Wenn wir eine Frau in den Wehen mit den Augen der Physiologie betrachten, erschließt sich uns ein Phänomen, das Mütter und Hebammen, die eine Entbindung ohne Intervention von außen erlebt oder miterlebt haben, gut kennen. Wenn nämlich eine Gebärende ungestört bleibt und keinerlei Medikamente bekommt, gibt es im Verlauf der Entbindung eine Phase, in der sie sich ganz offensichtlich von der Außenwelt abkapselt, so als begebe sie sich »auf einen anderen Planeten«. Sie tut Dinge, die sie sich ansonsten niemals trauen würde. So beginnt sie zum Beispiel laut zu schreien oder zu fluchen, oder sie nimmt spontan bestimmte Körperhaltungen ein oder gibt Laute von sich, die ihr ansonsten nie in den Sinn kommen würden. Das heißt, sie drosselt den Einfluss ihres Neokortex. Die Verringerung seiner Aktivität ist, unter praktischen Gesichtspunkten, der wichtigste Aspekt der Geburtsphysiologie. Eine Frau in den Wehen ist zuerst und vor allem gegen jede Stimulation des Neokortex zu schützen. Was bedeutet das nun konkret?

Eine Analogie

Die grundlegenden Bedürfnisse einer Frau in den Wehen lassen sich am besten mit einem Vergleich veranschaulichen. Das Einsetzen der Wehen stellt ebenso wie das Einschlafen eine Veränderung des Bewusstseinszustandes dar. Beide Vorgänge drosseln die Aktivität des Neokortex. Wir wissen recht gut, welche Bedingungen beim Einschlafen gegeben sein müssen, damit die dem Verstand zugeordneten Gehirnteile in den Hintergrund treten. Bei einer Entbindung aber gerät dieses Wissen leicht in Vergessenheit. Deshalb ziehen wir die folgende Analogie heran. Das Einschlafen eignet sich gut als Bezugspunkt, weil wir alle mindestens einmal am Tag einschlafen und aus eigener Erfahrung wissen, wie wir uns gegen eine hinderliche Stimulation des Neokortex schützen können.

So ist allgemein bekannt, dass wir an einem *ruhigen Ort* in der Regel leichter einschlafen können. Besonders hinderlich ist es, wenn jemand spricht oder uns sogar Fragen stellt. Wir würden uns sicher gestört fühlen, wenn er nach dem Mädchennamen unserer Mutter oder nach unserer Faxnummer fragen würde. Wir wissen, dass das Einschlafen sich verzögern kann, wenn wir kurz zuvor ein Gespräch geführt haben. Sprache, insbesondere vernunftbetonte Sprache, regt den Neokortex an. Wenn wir uns mit Sprache verständigen, verarbeiten wir das, was wir wahrnehmen, mittels spezifisch menschlicher Hirnstrukturen. Dieser Umstand wird, wenn es um das Gebären geht, meistens nicht beachtet. In einer modernen Klinik muss eine Hebamme Formulare ausfüllen und stellt der Frau in den Wehen deshalb entsprechende Fragen. Diese Arbeitsweise ist ihr von Menschen vorgegeben, denen die Physiologie der Geburt fremd ist. So fragt man beispielsweise Frauen, die bereits »auf einem anderen Planeten« sind, wie ihr Hämoglobinwert ist oder wann sie zum letzten Mal etwas gegessen haben. Auch sprechen viele Männer noch mit ihrer Partnerin, wenn bereits starke Wehen eingesetzt haben. Es ist wenig bekannt, welche Folgen diese Art der sprachlichen Kontaktaufnahme hat.

Wir alle wissen auch, dass wir leichter bei gedämpfter als bei greller Beleuchtung einschlafen. Nachts löschen wir das Licht, und Fensterläden, Jalousien und Vorhänge sollen unseren Schlaf schützen. Ärzte, die beispielsweise mit einem

Enzephalogramm die Hirnaktivität ihrer Patienten untersuchen, wissen genau, wie sie den Kortex ansprechen können. Sie schalten eine helle Lampe an und fordern den Patienten auf, die Augen geöffnet zu halten. Im Zeitalter des industrialisierten Gebärens – das mit dem Zeitalter des elektrischen Lichts zusammenfällt – finden die meisten Entbindungen in hell erleuchteten Räumen statt. Diesem Thema ist in keinem Lehrbuch für Ärzte oder Hebammen ein Kapitel gewidmet. Das allein zeigt schon, wie wenig man von der Physiologie der Geburt begriffen hat. Wenn wir eine Frau in den Wehen mit den Augen des Physiologen betrachten, wird uns klar, dass die Lichtverhältnisse im Raum höchstwahrscheinlich nicht nebensächlich sind. Zumindest sollten wir uns ernsthaft Gedanken über diesen Punkt machen. Natürlich lässt man sich in manchen Kliniken darauf ein, das Licht zu dämpfen, wenn eine Frau in den Wehen liegt. Meistens geschieht das aber nur, wenn sie eigens darum gebeten hat, und man bezieht es nicht in das in der Klinik übliche Vorgehen ein, damit Entbindungen so leicht wie möglich vonstatten gehen können.

Wir wissen auch, *wie schlecht wir einschlafen können, wenn wir uns beobachtet fühlen.* Mit anderen Worten, der *Rückzug in die Intimsphäre* ist ein Grundbedürfnis. Stellen Sie sich vor, ein Wissenschaftler möchte mit einer Videokamera Ihre Schlafpositionen aufzeichnen. Ich bezweifle, dass Sie dann gut schlafen würden. Ein ähnlicher Effekt tritt ein, wenn Sie wissen, dass die ganze Nacht über Ihr Puls aufgezeichnet wird. Studien haben gezeigt, dass der Neokortex aktiviert wird, wenn wir uns beobachtet fühlen. Das sagt uns eigentlich schon der gesunde Menschenverstand. Wenn wir wissen, dass wir beobachtet werden, verhalten wir uns anders und fühlen uns auch anders.

Es ist demnach ein bedeutender Unterschied, ob sich eine Hebamme ständig im Gesichtsfeld der Gebärenden aufhält oder einfach nur ruhig in einer Ecke des Raumes sitzt. Außerdem ist bei allem, was eine Gebärende als Beobachtungsinstrument wahrnehmen könnte, Vorsicht geboten. Das kann eine Kamera sein, die der Vater des Kindes dabei hat, oder auch ein elektronischer Herztonschreiber, den der Arzt zur Überwachung des Fötus einsetzt.

Wenn das Bedürfnis einer gebärenden Frau, für sich zu sein, so oft missachtet oder verleugnet wird, handelt es sich um ein tief in der Kultur verwurzeltes Phänomen, das nicht nur mit der modernen Medizin zu tun hat. Schauen Sie einmal in einige der vielen Bücher hinein, die zum Thema Geburt erscheinen. Viele Bilder, auf denen eine Frau in den Wehen zu sehen ist, setzen falsche Signale, weil sie auf ihnen von zwei oder drei Personen umgeben ist, die sie beobachten.

Viele ärztliche Geburtshelfer reagierten überrascht, als eine Reihe von Studien zu der gängigen Praxis erschien, die Herztöne des Fötus während der Wehen fortlaufend elektronisch zu überwachen. All diese Untersuchungen bestätigten, dass im Vergleich zu einem gelegentlichen Abhören der Herztöne statistisch gesehen der einzige durchgängige und signifikante Effekt der elektronischen Überwachung in einer Zunahme der Kaiserschnittgeburten besteht. Auf derartige Befunde waren viele Ärzte nicht gefasst. Es liegt aber auf der Hand, dass der Neokortex einer Frau in den Wehen aktiviert wird, wenn sie die beständige Überwachung ihrer Körperfunktionen mitbekommt. Die Aktivierung des Neokortex führt oft dazu, dass sich die Wehen länger hinziehen und die Entbindung schwieriger und gefährlicher wird, sodass mehr Babys letztlich mit einem Kaiserschnitt gerettet werden müssen. Das Bedürfnis, während der Wehen für sich zu sein, ist im Übrigen nicht auf uns Menschen beschränkt. Alle Säugetiere haben Strategien, mit denen sie ein Beobachtetwerden während des Gebärens zu vermeiden versuchen. Ihr Neokortex ist weniger weit entwickelt als der unsere, aber sie wissen besser als wir, was sie zu tun haben, um ihn für eine Weile pausieren zu lassen.

Wir wissen auch, dass wir kaum einschlafen können,

wenn Gefahr im Anzug ist. Wenn wir uns bedroht fühlen, schütten wir Hormone der Adrenalin-Familie aus. Diese aktivieren den Neokortex, damit wir wach und aufmerksam sind. Ähnlich ist es für eine Frau in den Wehen. *Auch sie muss sich sicher fühlen.* Die Physiologie schärft unseren Blick dafür, was unter solchen Umständen die grundlegenden Bedürfnisse sind. Sie hat zwar kein Rezept anzubieten, wie das Gefühl der Sicherheit herzustellen ist, aber wir können uns an einer Strategie orientieren, die Frauen auf der ganzen Welt einsetzen. Sie neigen von jeher dazu, ihr Kind in der Nähe der eigenen Mutter zur Welt zu bringen oder nahe bei einer Person, die in deren Rolle schlüpfen kann. Meist handelt es sich um eine erfahrene Mutter oder Großmutter aus dem Umfeld der Gebärenden. Dies ist der Ursprung der Hebammentradition. Die Hebamme ist ursprünglich eine Mutterfigur, denn die Mutter ist das Urbild des Menschen, bei dem wir uns geborgen und nicht beobachtet oder bewertet fühlen. Wir denken hier auch an Kinder, die nur einschlafen können, wenn sie ihre Mama bei sich spüren.

Die Analogie zum Einschlafen kann uns beim *Wiederentdecken der wahren Hebammenkunst* helfen. In einigen Ländern, vor allem in Lateinamerika, gibt es fast keine Hebammen mehr. In Nordamerika kam es, nach langem Niedergang, zu einem Wiedererstarken der Hebammentradition. In anderen Ländern gibt es zwar noch immer viele Hebammen, aber durch die Industrialisierung des Gebärens hat sich ihre Rolle auf dramatische Weise verändert. Das vorherrschende Bild von einer Hebamme ist dabei ebenso falsch und verzerrt wie das von der Geburtsphysiologie. Wie notwendig es ist, zur wahren Hebammenkunst zurückzufinden, wird an den irreführenden Bezeichnungen für eine Geburtsbegleiterin deutlich, wie sie insbesondere in den USA gängig sind. Wer die grundlegenden Bedürfnisse einer Frau in den Wehen erfasst hat, würde in diesem Zusammenhang nie die Begriffe »Coach«, »coachen« oder »managen« verwenden. Wie sollte sich ein unwillkürlich ablaufender Prozess auch »managen« lassen? Der Begriff aber, der am meisten Schaden anrichtet, weil er ständig verwendet wird, dürfte »emotionale Unterstützung« sein. Wie das Kind, das nicht einschlafen kann, ohne die Anwesenheit seiner Mutter zu spüren, muss die gebärende Frau sich sicher und unbeobachtet fühlen können. Niemand würde sagen, dass das Kind zum Einschlafen eine »unterstützende Person« braucht. Das Wort »Unterstützung« suggeriert, dass die Geburtsbegleiterin eine aktive Rolle spielt. Ich hatte Gelegenheit, eine Internet-Unterhaltung zwischen kanadischen Doulas (eine Doula ist eine nicht offiziell als Hebamme anerkannte Geburtsbegleiterin) und Hebammen mitzuverfolgen. Dort hieß es: »Der Partner dieser Frau kann ihr nur wenig Unterstützung geben, und sie hat nicht viele Familienangehörige in ihrer Nähe. Es wird eine erste Hebamme dabei sein, eine zweite Hebamme und eine Hebamme in Ausbildung. Ich fühlte mich sehr geehrt, dass die Hebamme mich als Doula empfohlen hat. Aber noch mehr hat mich gefreut, dass diese Hebamme genau darauf achtet, was die werdende Mutter braucht, und ihr zu helfen versucht, alle Eventualitäten abzudecken und sich gut versorgt zu fühlen. Sie wird bei der Geburt nicht nur von ein oder zwei, sondern von vielen Menschen unterstützt werden …« Da die Frau derart viel »Unterstützung« erhielt, wage ich zu bezweifeln, dass es eine leichte Geburt wurde.

Die kollektive Fehldeutung des Geburtsprozesses ist in vielen verschiedenen Fachdisziplinen verbreitet. Zum Beispiel führen Wissenschaftler die Schwierigkeiten, mit denen das Gebären bei der menschlichen Spezies verbunden ist, nur auf mechanische Probleme zurück, die mit Größe und Form des mütterlichen Beckens zu tun haben. Sie sind sozusagen nicht in der Lage, den Blick auch einmal über die Gürtellinie zu heben. Nie kommt ihnen die Flut der Hormone in den Sinn, die der archaische Teil des Gehirns bei der Entbindung freisetzen muss. Die machtvollen hemmenden Einflüsse, die vom Neokortex ausgehen, scheinen sie nicht zu interessieren. Diesem Missverständnis sitzen heutzutage sogar Leute auf, die mit nichtmenschlichen Säugetieren arbeiten. Es gibt zahlreiche Berichte über katastrophal verlaufende Geburten bei Zootieren, die zu den gefährdeten Arten zählen. Oft lässt man dabei Journalisten und Fotografen als Beobachter zu, ohne irgendwelche Vorsichtsmaßnahmen zu treffen. In einem Zoo in den USA war bei einer Elefantenkuh ein dramatischer Kaiserschnitt notwendig, nachdem mehrere Menschen (auch der Trainer, dem die Rolle einer »Unterstützungsperson« zugedacht war) die Wehen mitverfolgt hatten.

Die Grenzen der Analogie

Die Analogie mit dem Einschlafen hilft uns, klar und prägnant zu formulieren, welche Bedingungen gegeben sein müssen, damit die Wehen in der richtigen Weise in Gang kommen: Schutz vor überflüssigen Worten und vor grellem Licht, eine Atmosphäre der Abgeschiedenheit, eine angenehme Umgebungstemperatur, ein Gefühl der Sicherheit.

Der Vergleich mit dem Einschlafen greift aber nicht mehr, wenn wir die Phase betrachten, in der der »Fötus-Ejektionsreflex« einsetzt, das heißt die letzten zwei oder drei unaufhaltsamen Kontraktionen der Gebärmutter erfolgen. Die Anwesenheit einer Person, die sich als »Coach«, »Guide«, »Helferin«, »Unterstützerin« oder »Beobachterin« versteht, hemmt den Reflex. Diese Phase weist in gewisser Weise Ähnlichkeiten mit einem Orgasmus auf. Ich habe mindestens ein Dutzend Frauen spontan den Ausdruck »Orgasmus« verwenden hören, als sie von der Geburt ihres Babys sprachen. Und tatsächlich ist das Strömen der Hormone bei Geburt und Orgasmus miteinander vergleichbar.

Auch von dieser Analogie müssen wir uns verabschieden, wenn wir die so genannte dritte Phase zwischen der Geburt des Babys und der Ausstoßung der Plazenta betrachten. Nahezu alle menschlichen Gesellschaften stören die Interaktion, die hier zwischen Mutter und Baby abläuft, in hohem Maße. Diese Phase ist aber von wesentlicher Bedeutung für das Überleben der Mutter, denn Komplikationen bei Loslösung und Ausstoßung der Plazenta können zu einer lebensbedrohlichen Blutung führen. Auch für den Aufbau der Mutter-Kind-Bindung ist die Phase wichtig. Ein notwendiger Schritt auf der hormonellen Ebene besteht darin, dass die Mutter blitzartig eine sehr große Menge an Oxytozin freisetzt, damit sich die Gebärmutter zusammenziehen kann. Oxytozin ist auch das universelle Hormon der Liebe. Wenn Frauen aufgrund von Komplikationen bei der Entbindung der Plazenta eine Blutung bekommen, liegt das daran, dass sich zum entscheidenden Zeitpunkt kein ausreichend hoher Oxytozinspiegel eingestellt hat. Die Blutung ist dann Folge ungünstiger Umgebungsbedingungen. Deshalb ist es so wichtig, die Voraussetzungen für eine wirkungsvolle Freisetzung von Oxytozin zu klären.

Die erste Voraussetzung für eine komplikationslose Entbindung der Plazenta ist, dass es am Ort der Geburt warm genug ist. Wir müssen uns vergegenwärtigen, dass das Hormon Adrenalin – das wir ausschütten, wenn uns nicht warm genug ist – dem Hormon Oxytozin antagonistisch entgegenwirkt. Nur selten klagt die Mutter nach der Geburt eines Babys darüber, dass ihr zu heiß ist. Falls sie also zittert, ist ihr zu kalt. Wenn Schwangere mich fragen, was sie für eine Hausgeburt bereithalten sollen, nenne ich nur ein tragbares Heizgerät, das man überall und jederzeit in Betrieb nehmen kann. Es lässt sich zum Aufwärmen von Decken und Handtüchern einsetzen, mit denen man Mutter und Kind zudeckt.

Die zweite Voraussetzung ist, dass die Mutter in keiner Weise abgelenkt wird und nichts anderes zu tun hat, als ihr Baby anzuschauen und seine Haut auf der eigenen zu spüren. Allerdings herrscht um sie herum meistens, sobald das Baby geboren ist, ein irrationaler Aktivitätsdrang. Die Ablenkung kann darin bestehen, dass jemand mit der Mutter redet, sie beobachtet oder eine grelle Lampe anschaltet, dass zu diesem ungelegenen Zeitpunkt ein Telefonanruf kommt, dass jemand die Nabelschnur durchtrennen will, etc. Das Durchschneiden der Nabelschnur vor der Entbindung der Plazenta ist unter anderem deshalb so gefährlich, weil es die Mutter ablenkt und ihre Interaktion mit dem Baby stört.

Jedes Jahr sterben Tausende von Müttern, vor allem in Ländern der Dritten Welt, weil man diese grundlegenden Voraussetzungen für eine sichere Entbindung der Plazenta nicht beachtet. Es hat also in gewisser Weise seinen Sinn, wenn Geburtshelfer der Mutter, sobald das Baby geboren ist, routinemäßig ein Medikament als Ersatz für das körpereigene Oxytozin injizieren. Damit kompensieren sie die Einflüsse einer Umgebung, die unangemessen gestaltet ist, weil man sich nicht für die Physiologie der Geburt interessiert. Das Injizieren einer synthetischen Substanz, die zu diesem bedeutsamen Zeitpunkt das Hormon der Liebe ersetzen soll, *zählt aber zu den Aspekten des industrialisierten Gebärens, die unsere Zivilisation am stärksten bedrohen.*

12 Ist das Einbeziehen des Vaters in den Geburtsprozess gefährlich?

Die Frage, ob der Vater bei der Geburt seines Kindes zugegen sein soll, kam zweifellos erst mit der Industrialisierung des Gebärens auf. Vor hundert Jahren, als die meisten Kinder noch zu Hause zur Welt kamen, hätte man sie gar nicht gestellt. Zu jener Zeit war es selbstverständlich, dass Geburten »Frauensache« sind. Der Ehemann bekam zwar eine konkrete Aufgabe zugewiesen und brachte beispielsweise Stunden damit zu, Wasser abzukochen, aber er war nicht an der Entbindung selbst beteiligt.

Heute, da die Industrialisierung des Gebärens ihren Höhepunkt erreicht hat, hält man es erneut für überflüssig, ja töricht, diese Frage zu stellen. Am Beginn des 21. Jahrhunderts wird als selbstverständlich vorausgesetzt, dass dem Vater bei der »Geburt einer Familie« eine aktive Rolle zukommen soll. Die meisten Frauen können sich nicht einmal vorstellen, ihr Kind zu gebären, ohne dass ihr Partner bei ihnen ist. Wir alle kennen zahllose wunderbare Geschichten über »gebärende Paare«. In konventionellen Entbindungszimmern sind Väter daher willkommen.

Um solche raschen und tief greifenden Veränderungen der öffentlichen Meinung und der allgemeinen Geburtspraxis zu verstehen, müssen wir sie in den historischen Zusammenhang einordnen. Wesentlich ist, dass diese faszinierende Entwicklung in den meisten Industrieländern ganz unerwartet während der 60er-Jahre einsetzte. Damals empfand eine neue Generation von Frauen es als notwendig, dass der Vater des Kindes ihnen bei der Entbindung zur Seite stand. Sie begannen dieses neue Anliegen genau zu der Zeit zu äußern, als Entbindungen mehr und mehr in immer größeren Kliniken konzentriert wurden. Die Verlagerung von Entbindungen in riesige Krankenhausstationen war ein grundlegender Schritt in der Geschichte des industrialisierten Gebärens.

Parallel dazu wurde die Hebamme (in den Ländern, wo sie nicht völlig verschwunden war) zum Mitglied eines großen medizinischen Teams. Es wird also klar, dass das Einbeziehen des Vaters einen Versuch darstellte, sich an völlig neue Situationen anzupassen. Nie zuvor in der Menschheitsgeschichte hatten Frauen ihre Kinder in großen Krankenhäusern inmitten von Fremden zur Welt gebracht, und Hebammen waren bis dahin immer unabhängig gewesen.

Wer diese Umbrüche in der Geburtspraxis direkt miterlebt

hat, wird sich auch erinnern, wie rasch man sie in neue Theorien einzuordnen versuchte. So wurde zu Beginn der 70er-Jahre die Ansicht vertreten, das Einbeziehen des Vaters werde die Paarbindung stärken, und es sei ein Rückgang der Scheidungen und Trennungen zu erwarten. Es war auch zu hören, die Anwesenheit des Vaters, der für die Mutter eine vertraute Person sei, werde die Entbindung leichter machen und die Zahl der Kaiserschnittgeburten senken.

Wenn wir den Weg für eine neue Ära der Geburt bahnen wollen, müssen wir die Verhaltensmuster und Theorien, die mit der Geschichte des industrialisierten Gebärens verknüpft sind, einer genaueren Überprüfung unterziehen. Wir müssen überlegen, welches die zentralen Fragen sind. Zum Einbeziehen des Vaters in den Geburtsvorgang müssen wir mindestens drei Fragen stellen:

Erste Frage

Ist die Anwesenheit des Vaters bei der Geburt seines Kindes hilfreich oder hinderlich?

Diese Frage drängt sich denen auf, die alt genug sind, um noch aus eigener Erfahrung beurteilen zu können, wie eine Entbindung sein kann, wenn niemand dabei ist als eine erfahrene, mütterliche und sich im Hintergrund haltende Hebamme. Wir wollen hier keine Antworten liefern, sondern vielmehr die verschiedenen Aspekte analysieren, die diese Frage so komplex machen.

Paare sind sehr unterschiedlich, je nachdem, wie lange sie schon zusammenleben, wie vertraut sie miteinander sind, etc. Männer reagieren zudem sehr unterschiedlich, wenn ihre Partnerin in den Wehen liegt. Manche sind in der Lage, sich zurückzunehmen, während andere in die Rolle eines Beobachters, Ratgebers oder Beschützers schlüpfen. Viele Männer können auch dann nicht aufhören, vernunftorientiert zu agieren, wenn die Frau in den Wehen die Aktivität ihres Verstandes (ihres Neokortex) drosseln und »sich auf einen anderen Planeten begeben« müsste. Manche geben sich zwar tapfer, aber ihr hoher Adrenalinspiegel wirkt ansteckend.

Häufig besteht auch ein Gegensatz zwischen den Worten einer Schwangeren und ihrer Körpersprache. Den Worten der meisten heutigen Frauen ist zu entnehmen, dass sie unbedingt den Vater des Kindes bei der Geburt dabeihaben wollen. Am Tag der Niederkunft aber ist es durchaus möglich, dass dieselben Frauen nonverbal genau das Gegenteil zum Ausdruck bringen. Ich erinnere mich an einige Geburten, bei denen es zunächst langsam voranging bis zu dem Zeitpunkt, als der Vater plötzlich den Raum verlassen musste (zum Beispiel um etwas dringend Benötigtes einzukaufen, bevor das Geschäft zumachte). Sobald er aus der Tür war, begann die in den Wehen liegende Frau laut zu schreien, erleichterte sich, und nach einer kurzen Serie starker und unaufhaltsamer Kontraktionen der Gebärmutter (ich nenne das den »Fötus-Ejektionsreflex«) war das Baby dann da.

Wir müssen auch die Besonderheiten der verschiedenen Wehenphasen berücksichtigen. In dieser letzten Phase sind manche Frauen gehemmt, wenn sie den Darm entleeren müssen. Daran lässt sich verdeutlichen, dass die Art von Intimität, die eine Frau und ihren Sexualpartner miteinander verbindet, anders ist als das Gefühl, ganz für sich zu sein, das ihr die eigene Mutter geben kann. Zudem verspüren viele Männer in der Phase zwischen der Geburt des Babys und der Entbindung der Plazenta den Drang, aktiv zu werden, genau dann, wenn die Mutter nichts anderes zu tun haben sollte, als die Augen des Baby zu betrachten und an einem behaglich warmen Ort seine Haut auf der eigenen zu spüren. Jede Ablenkung in dieser Phase hemmt, das ist noch einmal zu betonen, die Ausschüttung von Oxytozin und stört somit die Entbindung der Plazenta.

Zweite Frage

Wirkt sich die Anwesenheit des Vaters bei der Geburt auf das Sexualleben des Paares aus?

Diese Frage berührt das komplexe Thema der erotischen Anziehung. Jedes erotische Interesse ist an eine Aura des Rätselhaften und Geheimnisvollen gebunden. Die zentralen Gottheiten der Vorzeit waren Muttergöttinnen. Den Männern blieb alles, was mit dem Gebären zu tun hatte, verschlossen. Ich hatte Gelegenheit, mit Frauen, die am Ende des 19. Jahrhunderts geboren wurden, über die Geburt ihrer Kinder zu sprechen. Sie konnten sich nicht vorstellen, dass ihr Ehemann ihnen dabei zugeschaut hätte. Die häufigste Reaktion war: »Und wie hätte danach unser Liebesleben weitergehen sollen?«

Ich bin erstaunt, wie viele Paare einige Jahre nach einer Entbindung, die nach heute gängigen Kriterien sehr schön verlaufen ist, auseinander gehen. Sie bleiben gute Freunde, sind aber nicht länger ein Liebespaar – als hätte die Geburt des Babys ihre Kameradschaft gestärkt und die erotische Anziehung schwinden lassen.

Dritte Frage

Kommen alle Männer mit den starken Emotionen zurecht, die das Miterleben einer Entbindung in ihnen auslöst?

Diese Frage mag im Zeitalter des industrialisierten Gebärens, in dem Frauen im Entbindungszimmer fernsehen können, befremdlich wirken. In den Tagen nach einer Geburt, die im Zeichen der Industrialisierung steht, macht sich niemand Gedanken darüber, wie es dem Vater geht. Wenn ich zwei oder drei Tage nach einer Hausgeburt eine junge Familie besuchte, fand ich fast immer eine frohgemute und rührige Mutter vor, die mit ihrem Baby beschäftigt war. Fragte ich nach dem Vater, bekam ich zu meiner Überraschung meistens zu hören, dass er im Bett liege, weil ihm der Bauch oder der Rücken weh tue, weil er eine Grippe oder Zahnschmerzen habe oder einfach weil er, wie eine Mutter mir einmal sagte, »ausgelaugt« sei. Aufgrund meiner Erfahrungen mit Hausgeburten würde ich die These wagen, dass unter bestimmten Bedingungen eine nachgeburtliche Depression bei Männern durchaus häufig ist, ohne als solche erkannt zu werden.

Viele Kulturen haben entsprechende Rituale, die die Gefühlsreaktionen des Vaters in bestimmte Bahnen lenken. Anthropologen fassen diese Rituale unter dem Stichwort »Couvade« (wörtlich »Brüten«, »Ausbrüten«) oder »Männerkindbett« zusammen. Die Couvade-Rituale halten, ganz gleich, welche konkrete Form sie jeweils annehmen, den Vater beschäftigt, während die Mutter das Kind zur Welt bringt. Ein Beispiel dafür ist das bereits erwähnte stundenlange Abkochen von Wasser. Mir fallen hier aber auch die jungen Männer von heute ein, die viel Zeit damit zubringen, eine gemietete transportable Gebärwanne zusammenzubauen, bis schließlich das Baby geboren wird, noch ehe die Wanne bereit steht. Ist das eine neue Variante der Couvade?

Sobald unsere Gesellschaften an einen Punkt kommen, an dem genügend Klarheit darüber herrscht, welche Folgen die Industrialisierung des Gebärens hat, wird das Einbeziehen des Vaters in die Entbindung ein zentrales Diskussionsthema sein.

13 Wie gefährlich ist eine Kamera?

Ein weiterer Aspekt des industrialisierten Gebärens ist der häufige Einsatz von Kameras. Die Fotografie wurde bereits 1839 erfunden, aber solange das Gebären noch Sache der Frauen war und seine Industrialisierung sich noch nicht durchgesetzt hatte, wäre niemand auch nur auf die Idee gekommen, ein Foto von der Geburt eines Kindes zu machen. Oft fotografierte man das Baby einige Stunden nach der Geburt zum ersten Mal.

Die ersten Fotos, die man von Entbindungen machte, dienten einem ganz bestimmten Zweck. Es galt Alternativen dazu zu propagieren, dass die Mutter bei der Entbindung typischerweise auf einem von grellen Lampen beschienenen Tisch lag, die Beine in Fußhalterungen hatte und von mehreren Menschen in weißen Kitteln umgeben war. Damals war es dringend geboten, mit vielen der alten Vorstellungen aufzuräumen, wie eine Entbindung abzulaufen hat. In unserem Krankenhaus haben wir seinerzeit durchaus einen großen Teil dazu beigetragen, dass eine Unzahl von Geburten auf Fotos und in Filmen festgehalten wurde. Allerdings war uns damals bewusst, dass Gebärende das Gefühl der Abgeschiedenheit brauchen.

Wenn wir bei Fotoreportagen oder Fernsehsendungen mitwirkten, waren wir daher sehr darauf bedacht, dass die Kamera immer erst im allerletzten Moment und direkt vor der Geburt ins Spiel kam, an dem Punkt, an dem es kein Zurück mehr gibt und keine Gefahr besteht, dass die Entbindung noch ins Stocken kommt. Da in unserem Krankenhaus täglich mehrere Kinder zur Welt kamen, konnten wir improvisieren und die Kamera nur in wenigen sorgfältig ausgewählten Fällen zum Einsatz kommen lassen, wenn die Frau wirklich »auf einem anderen Planeten« war. Wir achteten stets darauf, dass während der ersten Phase der Wehen keine Fotos gemacht wurden, und solange die Plazenta noch nicht entbunden war, ließen wir beim Fotografieren oder Filmen größte Vorsicht walten. Ich erinnere mich, wie eine Frau, die ihr Kind direkt vor einer großen Kamera des deutschen Fernsehens bekommen hatte, einige Minuten danach sagte: »Es war so schön! Wie schade, dass niemand da war, der ein Foto gemacht hat!«

Heute ist es gang und gäbe, eine Entbindung zu Hause oder in einem Geburtszentrum mit einer Kamera aufzunehmen, meist mit einer Videokamera. Die Betreffenden machen sich nicht klar, was für ein störender Eingriff das sein kann. Man hat zahllose Reportagen über Hausgeburten gedreht. Werdende Mütter, die sich im Voraus auf die Anwesenheit eines Filmteams einlassen, sind offenbar leicht zu finden. Wenn dann Komplikationen auftreten, denkt bezeichnenderweise niemand daran, sie mit der Anwesenheit einer Kamera in Verbindung zu bringen. Die Beispiele dafür sind zahlreich.

So wurde in Nordamerika eine Hebamme verklagt, nachdem ein Baby bei einer Hausgeburt gestorben war. Es handelte sich um eine Steißlagengeburt. An der wehrlosen Hebamme hinterher Kritik zu üben war einfach, weil eine Videokamera die gesamte Entbindung aufgezeichnet hatte. In einer Diskussion über den Fall im Internet, so erinnere ich mich, bemerkte niemand etwas zu den Gefahren, die das Filmen einer Geburt mit sich bringt. Ich hatte bei Hausgeburten selbst mit Steißlagen zu tun. Nie würde ich mich darauf einlassen, an einer solchen Hausgeburt mitzuwirken, wenn der Mutter bewusst wäre, dass eine Kamera auf sie gerichtet ist.

Dass heute so viele Geburten auf Foto und Video gebannt werden, ist vor allem ein Zeichen dafür, wie wenig man die Physiologie der Geburt verstanden hat. Oberste Priorität hat daher, das Bedürfnis der Mutter nach Abgeschiedenheit wiederzuentdecken. Wir müssen lernen, die Mutter vor allen Zuschauern und den verschiedenen Formen des Beobachtens zu schützen und abzuschirmen. Deshalb enthält dieses Buch auch kein Foto einer Geburt. Eine Kamera ist mit einer biodynamischen Sichtweise des Gebärens nicht vereinbar.

14 Wege zu einer biodynamischen Sichtweise der Geburt

Die Kennzeichen einer biodynamischen Sichtweise

Statt einfach abzuwarten, bis sich ein neues Bewusstsein ausgebreitet hat, müssen wir beginnen, uns auf die postindustrielle Epoche des Gebärens vorzubereiten. Das setzt ein radikales Umdenken voraus und damit auch eine neue Begrifflichkeit. Die Analogie zwischen Landwirtschaft und Gebären kann uns auch hierbei von Nutzen sein. Ich kenne keinen besseren Begriff als »biodynamisch«, um die Grundhaltung zu kennzeichnen, die für die Epoche des postindustriellen Gebärens prägend sein wird. Die Bezeichnung »natürliche Geburt« ist dafür nicht angemessen. Wir können sie nur rückblickend verwenden, wenn eine Frau ihr Kind ohne Medikamente und medizinische Interventionen zur Welt gebracht hat. Unser Interesse richtet sich hier aber nicht auf ein Resultat, sondern vielmehr auf die Grundhaltung, die zu einem solchen Ergebnis führen kann.

Eine biodynamische Sichtweise der Geburt gründet in einem Wissen um die physiologischen Vorgänge des Geburtsprozesses. Im Gegensatz zum kulturell reglementierten Gebären, das in unserer Gesellschaft vor allem ein medizinisch gesteuertes Gebären ist, geht es darum, das gesamte physiologische Potenzial von Mutter und Baby zu nutzen. Der Unterschied zwischen dieser medizinischen Steuerung und einer biodynamischen Ausrichtung lässt sich am besten an den Zielen, die jeweils angestrebt werden, und am Umgang mit Komplikationen veranschaulichen.

Unterschiedliche Ziele

Nehmen wir ein konkretes Beispiel. Bei einer Frau setzen die Eröffnungswehen ein. Falls die Entbindung medizinisch gesteuert verläuft, richtet sich die Aufmerksamkeit vor allem auf eine möglichst gute Überwachung des Fötus, um ihn bei Gefahr retten zu können. Die Kontrolle über das Geschehen hat oberste Priorität. Dieses Denken hat dazu geführt, dass man zur Erfassung der fötalen Herztöne elektronische Monitore einsetzt, die geradezu zu einem Symbol des industrialisierten Gebärens geworden sind. Sich von Symbolen zu verabschieden fällt schwer. Deshalb hält man in bestimmten Kliniken an der elektronischen Überwachung des Fötus fest, obwohl viele Studien gezeigt haben, dass sie, im Vergleich zu einem gelegentlichen Abhören der Herztöne, lediglich zu einer höheren Quote von Kaiserschnittentbindungen führt.

Überlegen wir nun, wie sich dieselbe Wehenphase aus biodynamischer Sicht darstellt. Das oberste Ziel ist, das Risiko, dass der Fötus während der Wehen in eine Notlage gerät, so weit wie möglich zu verringern. Die Geburt soll so leicht wie möglich verlaufen. Das Bedürfnis der werdenden Mutter nach Rückzug in eine Intimsphäre wird voll und ganz respektiert, und sie hat nicht das Gefühl, dass man Einfluss auf sie nimmt oder sie beobachtet. Sie scheut sich nicht, laute Geräusche von sich zu geben oder zu schreien, und nimmt völlig spontan bestimmte Körperhaltungen ein. Höchstwahrscheinlich lässt sie sich, gestützt auf Hände und Knie, auf alle viere nieder, oder sie beugt sich auf die eine oder andere Weise nach vorne. Der erste unmittelbare Effekt ist, dass die Schmerzen etwas nachlassen, insbesondere die Rückenschmerzen. Der wichtigste mechanische Effekt besteht darin, dass die großen Blutgefäße, die entlang dem Rückgrat an der Gebärmutter vorbeiführen, nicht eingezwängt werden. Damit ist die häufigste Ursache für eine so genannte fötale Notsituation während der Wehen ausgeschaltet. Zugleich wird auch die notwendige Drehung des

Kopfes erleichtert. Hinzu kommt, dass sich eine Frau in den Wehen, die sich auf alle viere niederlässt, als würde sie beten, auf diese Weise leichter von der Außenwelt abkapseln und »auf einen anderen Planeten« begeben kann. Mit anderen Worten, es fällt ihr auf diese Weise leichter, die Aktivität ihres Verstandes zu drosseln und in das richtige hormonelle Gleichgewicht zu gelangen. Eine erfahrene Hebamme wird sehr diskret vorgehen und, ohne sich aufzudrängen, geeignete Momente abpassen, um die Herzfrequenz des Babys mit einem Ultraschall-»Taschendoppler«[6] zu prüfen. Eine Gelegenheit dazu kann sich beispielsweise ergeben, wenn die Frau zur Toilette geht. Die Hebamme kann dieses phantastische, preiswerte Gerät immer und überall einsetzen, ganz gleich, welche Körperhaltung die Mutter einnimmt, wobei sie weiß, dass bei einer Geburt, die unter solchen Umständen verläuft, ohnehin fast keine Gefahr für den Fötus besteht, in eine Notlage zu geraten. Es werden auch kaum Medikamente nötig sein, sodass ein weiterer Risikofaktor für eine fötale Notsituation entfällt.

Umgang mit Komplikationen

Nehmen wir den Fall, dass sich die Wehen lange hinziehen und schwierig und äußerst schmerzhaft sind. Das kann bedeuten, dass der Körper der Frau zu wenig von den am Geburtsvorgang beteiligten Hormonen ausschüttet, vor allem vom Hypophysenhormon Oxytozin (das unter anderem für die Kontraktionen der Gebärmutter erforderlich ist) und von den natürlichen Schmerzmitteln, die man gewöhnlich als Endorphine bezeichnet. Dazu kommt es bei medizinisch gesteuerten Wehen recht häufig. Es ist in diesen Fällen üblich, die notwendigen Hormone sofort von außen zuzuführen. Eine Infusion mit synthetischem Oxytozin tritt an die Stelle des körpereigenen Hormons, und eine Epiduralanästhesie ersetzt die Endorphine.

Stellen wir uns nun vor, dass eine derartige Situation trotz eines biodynamisch ausgerichteten Vorgehens eintritt. Aus Sicht der Geburtsphysiologie lautet die zentrale Frage dann: Wie kann die Frau erreichen, dass bei ihr die Pegel der Hormone aus der Adrenalin-Familie sinken? Wenn wir die Frage so einfach und klar stellen, sehen wir möglicherweise sofort, wie sie zu beantworten ist. Vielleicht ist es in dem Raum zu kühl, und er muss unbedingt aufgeheizt werden. Oder die Wehen kommen nicht richtig in Gang, weil die Mutter Hunger hat. Hunger hat einen ähnlich hemmenden Effekt wie ein erhöhter Adrenalinspiegel, und ein kleiner Imbiss wirkt hier Wunder. Sehr häufig ist jemand anwesend, dessen Adrenalinspiegel gerade erhöht ist. In der Regel ist das der Vater des Kindes oder der Arzt oder beide. Ein erhöhter Adrenalinspiegel wirkt aber äußerst ansteckend. Das wahre physiologische Potenzial einer Frau in den Wehen kommt wohl erst dann zum Tragen, wenn sie sich im Halbdunkel ganz in eine Intimsphäre zurückziehen kann und nur eine diskrete, mütterliche Hebamme bei ihr ist. Wenn uns klar ist, dass es darum gehen muss, den Adrenalinspiegel der Schwangeren zu senken, dann kommen wir möglicherweise auch auf die Idee, eine Gebärwanne einzusetzen. Das Eintauchen in körperwarmes Wasser ist zweifellos eine Möglichkeit, den Pegel der Hormone aus der Adrenalin-Familie zu senken. Ich habe mich einmal selbst in eine solche Gebärwanne gelegt und schlief ein, was ein verlässliches Zeichen für einen niedrigen Adrenalinpegel ist.

Im postindustriellen Zeitalter des Gebärens werden die Hebammen mit den Wirkungen vertraut sein, die das Eintauchen in Wasser mit sich bringt. Sie wissen, wie die Gebärwanne einzusetzen ist, wenn die Wehen, obwohl die grundlegenden Bedürfnisse der Frau berücksichtigt worden sind, schwierig verlaufen. Sie haben sich einige wenige einfache Regeln zu Eigen gemacht. Vor allem schenken sie der Phase große Aufmerksamkeit, in der die Frau auf das Bad wartet, das heißt wenn sie hört und sieht, wie das Wasser in die Wanne läuft: In dieser Phase können bereits viele Hemmschwellen fallen. Den Hebammen ist klar, dass das Eintauchen in körperwarmes Wasser die Kontraktionen der Gebärmutter für einen begrenzten Zeitraum verstärken kann, nämlich etwa eineinhalb Stunden lang. Aus dieser einfachen Tatsache leiten sich die zwei Hauptempfehlungen ab, wie eine Gebärwanne richtig einzusetzen ist.

Erstens ist es ratsam, die Frau zur Geduld anzuhalten und das Bad idealerweise so lange hinauszuschieben, bis der Gebärmutterhals sich etwa fünf Zentimeter geweitet hat. Das ist fast eine Garantie dafür, dass keine Medikamente und medizinischen Interventionen nötig sind: Innerhalb von eineinhalb Stunden wird der Gebärmutterhals aller Voraussicht nach vollständig geweitet sein, selbst wenn die Frau zum ersten Mal ein Kind bekommt. Erfahrene Hebammen haben ein großes Geschick darin, eine werdende Mutter zur Geduld anzuhalten. Zum Beispiel schlagen sie vor, dass die Frau zuerst eine Dusche nimmt, solange das Bad noch nicht die richtige Temperatur erreicht hat (die nie über der Körpertemperatur liegen sollte).

Eine Dusche kann aus mehreren Gründen erstaunlich wirksam sein. So ist die Frau unter der Dusche meistens ganz für sich in einem abgeschlossenen kleinen Raum und somit gegen alle Einflüsse von anderen Menschen abgeschirmt. Auch ist dem Geräusch von Wasser eine magische Kraft eigen, Hemmungen zu lösen. Außerdem lässt sich der Wasserstrahl auf die Brustwarzen richten, um die Ausschüttung von Oxytozin anzuregen, oder auf den Rücken, um dort Schmerzen zu lindern.

Die zweite Empfehlung lautet, dass man eine Geburt im Wasser nicht im Voraus planen sollte. Sie kann im Wasser erfolgen, wenn plötzlich unaufhaltsame, machtvolle Kontraktionen einsetzen und die Mutter nicht den Drang verspürt, aus der Wanne zu steigen. Das sollte aber nicht von vornherein das Ziel sein. Das Ziel ist vielmehr, Medikamente so weit wie möglich überflüssig zu machen. Oft will die Frau bei den allerletzten Kontraktionen aus der Wanne heraus. An diesem Punkt kann ein kurzer Adrenalinstoß sogar von Nutzen sein. Wenn eine Frau dagegen zu sehr auf eine Unterwassergeburt fixiert ist, bleibt sie unter Umständen zu lange im Wasser, sodass das Baby schließlich erst herauskommt, wenn die Kontraktionen bereits nachgelassen haben. Und weil die Kontraktionen schwächer sind, gestaltet sich die nachfolgende Entbindung der Plazenta dann noch schwieriger.

Der Unterschied zwischen einer medizinischen Lenkung des Geburtsvorgangs und einer biodynamischen Grundhaltung lässt sich am besten daran veranschaulichen, wie die Gebärwanne jeweils eingesetzt wird. Das biodynamische Modell überlässt der Frau die Entscheidung, ob sie die Wanne nutzen will, und bietet das Bad als eine Alternative zu Medikamenten an, falls die Wehen lang, schwierig und extrem schmerzhaft sind. Die Gebärwanne kann dazu dienen, eine kurze »Wasserprobe« zu machen, um zu sehen, ob eine Vaginalentbindung möglich ist. Wenn nach einer Stunde in der Wanne trotz starker Wehen der Gebärmutterhals immer noch nicht deutlich geweitet ist, gibt es keinen Grund, länger zu warten. Denn dann ist klar, dass ein ernsthaftes Problem vorliegt und ein Kaiserschnitt notwendig ist. Bei einer Entbindung nach dem Modell der medizinischen Steuerung ist es oft so, dass eine Vielzahl von Gründen gegen die Gebärwanne spricht, sodass am Ende nur Frauen mit einem niedrigen Komplikationsrisiko, die die Gebärwanne eigentlich gar nicht brauchen, das »Recht« zugestanden bekommen, einige Zeit im Wasser zu verbringen.

Dieser vereinfachte Überblick über Ziele und Strategien einer biodynamischen Grundhaltung deutet an, in welche Richtung die Entwicklung nach dem Zeitalter des industrialisierten Gebärens gehen sollte. Wie bereiten wir uns am besten auf diesen Umschwung vor?

15 Die Zukunft des Verhältnisses zwischen Hebammen und ärztlichen Geburtshelfern

Warum Radikalität vonnöten ist

Ein Umschwung hin zu einer biodynamischen Sichtweise muss in jedem Fall radikal sein, das heißt an der Wurzel des Problems ansetzen. Die Wurzel des Problems ist die medizinische Steuerung des Gebärens, die eine moderne Erscheinungsform der kulturellen Reglementierung darstellt und die eigentliche Rolle der Medizin pervertiert. Die Aufgabe der Medizin – und insbesondere der Geburtshilfe – war ursprünglich darauf beschränkt, auf krankheitswertige oder abnorme Symptome einzuwirken. Eine Einmischung in normal ablaufende physiologische Prozesse war eigentlich nicht vorgesehen.

Im 20. Jahrhundert wurden Schwangerschaft und Geburt erstmals zur Domäne der Medizin: Eine wunderbare, lebensrettende Operation – der Kaiserschnitt – avancierte zu einer der häufigsten Formen der Entbindung. Eine Substanz, die bei Anomalien des Wehenverlaufs hilfreich ist – synthetisches Oxytozin –, bildete die Grundlage des »aktiven Wehenmanagements«. Eine wirksame Methode, krankheitswertige Schmerzen zu lindern – die Epiduralanästhesie –, wurde Bestandteil der so genannten »normalen« Entbindung. Die medizinische Steuerung der Geburt hat ein weitverbreitetes Unvermögen, langfristig zu denken und die Zukunft der Zivilisation im Blick zu haben, noch weiter verstärkt. Sie hat Frauen verunsichert, die vom Gefühl her eigentlich Alternativen zum industrialisierten Gebären bevorzugt hätten. Daher rührt die Kluft zwischen den Vorstellungen und Erwartungen von manchen schwangeren Frauen und der Haltung vieler Medizinerinnen und Mediziner, die nicht verstehen können, warum es noch immer

Frauen gibt, die die Schmerzen und Qualen der Wehen auf sich nehmen wollen, obwohl sie doch auf Anfrage Kaiserschnitt, Epiduralanästhesie und Oxytozininfusion bekommen können. Die biodynamische Perspektive regt uns heute vor allem dazu an, Ziele und Aufgaben der Geburtshilfe von Grund auf zu überdenken.

Wahre Geburtshilfe

Wir müssen uns nur einige Statistiken anschauen, um zu begreifen, warum ärztliche Geburtshelferinnen und Geburtshelfer im Zeitalter des industrialisierten Gebärens nicht auf ungewöhnliche Situationen oder Komplikationen spezialisiert sein können. Nehmen wir die USA, wo die Industrialisierung des Gebärens der Entwicklung in anderen Ländern stets voraus war. Es gibt hier ca. 36 000 Geburtshelferinnen und Geburtshelfer, und im Jahr werden etwa 3 600 000 Kinder geboren. Das heißt, auf einen Geburtshelfer kommen im Durchschnitt 100 Geburten im Jahr.

Die meisten heutigen Geburtshelfer sind daher keine Experten für pathologische Fälle oder außergewöhnliche Situationen, sondern in der ärztlichen Grundversorgung tätig. Ihr Mangel an Erfahrung ist gefährlich. Der typische Geburtshelfer hat einmal im Jahr mit einer Zwillingsgeburt zu tun. Im Durchschnitt ist er alle fünf Jahre mit einer Schulterdystokie konfrontiert (bei der das Baby, nachdem der Kopf schon draußen ist, auf Höhe der Schultern stecken bleibt). Nur alle zehn Jahre erlebt er einen echten Fall von Placenta praevia (die Plazenta versperrt dem Baby den Weg nach draußen) und während seines gesamten Berufslebens eine einzige echte Eklampsie. Wenn wegen einer Querlage ein Kaiserschnitt notwendig ist, muss er wahrscheinlich erst einmal im Lehrbuch nachschlagen, weil ihm ein derart seltener Fall nie begegnet ist. Auf der Entbindungsstation unseres Krankenhauses in Frankreich war ich zusammen mit sechs Hebammen für etwa 1 000 Geburten im Jahr zuständig. Das war meinem Eindruck nach eine angemessene Zahl, um genügend Erfahrung sammeln zu können und in Übung zu bleiben.

Das biodynamische Modell wird sich gegen die medizinische Regulierung des Gebärens nur durchsetzen können, wenn die Zahl der ärztlichen Geburtshelfer drastisch zurückgeht. Die hoch qualifizierten Experten der Zukunft werden, weil sie nur wenige sind, gar nicht die Zeit haben, in jede Entbindung steuernd einzugreifen. Sie werden im Dienst der werdenden Mütter und der Hebammen stehen und nur auf Verlangen in Erscheinung treten.

Aufschlussreiche Zahlen

Wenn die Zahl der ärztlichen Geburtshelfer stark sinkt, muss die Zahl der Hebammen zweifellos entsprechend zunehmen. Das heißt, wenn die Sachlage einmal erkannt ist, treten wir zunächst in eine Übergangsphase ein. Eine deutliche Veränderung des Zahlenverhältnisses von Hebammen und Geburtshelfern ist nicht über Nacht zu erreichen, sondern wird wohl mehrere Jahrzehnte in Anspruch nehmen.

In Ländern, wo es bereits relativ viele Hebammen und vergleichsweise wenige ärztliche Geburtshelfer gibt, dürfte der Übergang leichter und schneller vonstatten gehen. Auffallend ist, dass solche Länder in den Geburtsstatistiken am besten abschneiden. Zum Beispiel gibt es in Schweden bei einer Bevölkerung von 9 Millionen Menschen ungefähr 6 000 Hebammen (in den USA dagegen nur 5 000 geprüfte »nurse midwives«, das heißt Hebammen mit Krankenpflegeausbildung) und relativ wenige ärztliche Geburtshelfer. Schweden hat die besten Geburtsstatistiken der westlichen Welt. Die moderate Kaiserschnittquote von ca. 11 % ist seit fast 20 Jahren relativ konstant. In den Niederlanden sind 80 % der Hebammen unabhängig. Wenn hier eine Frau schwanger ist, sucht sie meist ganz selbstverständlich eine Hebamme auf. Deren Aufgabe ist es, während Schwangerschaft und Entbindung zu entscheiden, ob ein Arzt hinzugezogen werden muss. Die Hebamme ist aber keinem Arzt untergeordnet. Während der Wehen können Mutter und Hebamme entscheiden, ob sie in eine Klinik gehen wollen, und etwa 30 % der Kinder kommen zu Hause zur Welt (während die Gesamtquote für alle anderen Industrieländer bei 2 % liegt). Derzeit brauchen weniger als 5 % der niederländischen Frauen während der Wehen eine Epiduralanästhesie, und die Kaiserschnittquote ist mit etwa 10 % die niedrigste in Westeuropa.

In Japan gibt es viele Hebammen, und man hat dort nie, wie es für die Industrialisierung des Gebärens typisch ist, riesige Entbindungskliniken gebaut. In einer Entbindungsklinik kommen im Durchschnitt 500 Kinder pro Jahr zur Welt. Japan hat weltweit die niedrigste »perinatale Mortalitätsrate« (Zahl der Babys, die mehr als sechs Monate im Mutterleib waren und tot geboren werden oder innerhalb der ersten Woche nach der Geburt sterben). Die Kaiserschnittquote ist relativ niedrig, die Quote der Epiduralanästhesien sogar noch niedriger als in den Niederlanden.

Diese Ländervergleiche zeigen deutlich, dass dort, wo der Arzt nur in dringenden Fällen hinzugezogen wird, im Allgemeinen weniger Geburtskomplikationen auftreten. Die entsprechenden Unterschiede zwischen Ländern mit vergleichbarem Lebensstandard sind dabei derart eklatant, dass wohl bald eine öffentliche Diskussion darüber in Gang kommen dürfte. Wissenschaftler werden der Frage nachgehen müssen, inwieweit die Herausbildung der für eine Gesellschaft typischen Merkmale damit zusammenhängt, wie in ihr die Kinder zur Welt kommen. So kann man sich jetzt schon fragen, warum die Straßen von Amsterdam sicherer sind als die von Paris und warum die Niederlande, was Abtreibungen, Freiheitsstrafen und Teenager-Schwangerschaften angeht, die niedrigsten

Quoten der westlichen Welt haben sowie eine vergleichsweise niedrige Zahl von Drogenabhängigen, obwohl doch Marihuana und Haschisch legalisiert sind.

Solche Vergleiche machen auch klar, dass die Unterschiede zwischen Ländern sich noch verschärfen werden, wenn man nicht sehr bald drastische Maßnahmen ergreift. In Ländern, wo es wenige Hebammen gibt und Geburten folglich in hohem Maße medizinisch reguliert werden, sind viele der Hebammen selbst unter den Bedingungen der Industrialisierung geboren und haben auch ihre Kinder in diesem Umfeld zur Welt gebracht. Sie haben keine unmittelbare emotionale Erfahrung mit einer Geburt unter natürlichen physiologischen Bedingungen. Das führt uns zu der Frage, worin das wahre Wesen der Hebammenkunst besteht.

Wahre Hebammenkunst

Die Entfaltung der wahren Hebammenkunst setzt mehr voraus als nur eine Korrektur von Zahlenverhältnissen. Wir müssen vor allem verstehen, warum es überhaupt Hebammen gibt. Immer wieder kommen wir, wenn wir die Physiologie des Geburtsvorgangs betrachten, auf die Frage zurück: Wie kann eine Frau in den Wehen sich sicher fühlen, ohne dabei das Empfinden zu haben, dass man sie beobachtet oder kritisch bewertet? Die Anwesenheit einer Mutterfigur kann diese Bedürfnisse miteinander in Einklang bringen. Im Zeitalter des medizinisch regulierten Gebärens wird die Hebamme als eine Krankenschwester wahrgenommen, das heißt als Mitglied eines medizinischen Teams. Für eine Frau in den Wehen sollte eine Hebamme aber in erster Linie eine Mutterfigur sein. Am Beginn des postindustriellen Zeitalters der Geburt können wir daher der Kernfrage nicht ausweichen, nach welchen Kriterien die Hebammenschulen ihre Schülerinnen aussuchen sollen.

Aus einer einfachen Beobachtung können wir hierzu eine

Regel ableiten, die im Einklang mit physiologischen Überlegungen steht und die Art und Weise, wie Babys auf die Welt kommen, von Grund auf verändern wird: Wenn eine Frau ihr Kind oder ihre Kinder durch Vaginalentbindung und ohne Medikamente zur Welt gebracht hat, ist das eine Gewähr dafür, dass ihre Anwesenheit bei einer Geburt den Fortgang der Wehen nicht behindern wird. Die Auswahl geeigneter Hebammenschülerinnen ist der entscheidende Aspekt der drastischen Maßnahmen, die heute notwendig sind. Dazu müssen wir die gebräuchlichen Auswahlkriterien radikal überdenken. Vorbedingung für die Aufnahme in eine Hebammenschule sollte sein, dass die Frau ein Kind zur Welt gebracht hat, ohne dass Medikamente zum Einsatz kamen. Rufen wir uns in Erinnerung, dass die Hebamme in den meisten traditionellen Gesellschaften eine Mutter oder Großmutter mit vielen Kindern war. Wenn eine Frau viele Kinder hatte, hieß das meistens, dass eine Geburt bei ihr leicht vonstatten ging. Die neuen Kriterien sind zwar leicht in einem Satz zusammenzufassen, aber die vielen Schwierigkeiten und Hindernisse, die ihrer Umsetzung entgegenstehen werden, lassen sich bereits absehen.

Das erste Hindernis ist der übliche Einwand gegen den Grundsatz, dass eine Hebamme selbst Kinder haben sollte. Die Kritiker geben zu bedenken, sie würden wunderbare Hebammen kennen, die selbst keine Mütter sind. Daran ist sicher etwas Wahres. Ich kenne selbst viele solcher Hebammen und habe selbst als männliche Hebamme für Hausgeburten praktiziert, obwohl ich, aus nahe liegenden Gründen, niemals Mutter hätte sein können. Es geht aber um die Zukunft unserer Zivilisation. Wenn wir Frauen auswählen, die bei der Geburt der eigenen Kinder positive Erfahrungen gemacht haben, ist das eine Garantie für ihre Eignung, die kein anderer Auswahlmodus bieten kann. Die für die Auswahl von Hebammenschülerinnen Verantwortlichen müssen innere Klarheit gewinnen und lernen, weit in die Zukunft zu blicken. Außerdem müssen sie überkommene Vorstellungen und Dogmen hinter sich lassen. Ich habe selbst einige europäische – auch niederländische – Ausbilderinnen von Hebammen sagen hören, sie würden junge Schülerinnen bevorzugen, die nicht für eine Familie sorgen müssen und, weil sie noch nicht so viel Lebenserfahrung haben, noch recht formbar sind. Eigentlich sei die Arbeit einer Hebamme unvereinbar mit Mutterschaft. Diese Vorstellungen werden aber nach und nach an Plausibilität verlieren, sobald es wesentlich mehr Hebammen gibt, die ihren Beruf in Teilzeit ausüben. Wenn in den heutigen Hebammenschulen junge Frauen mit begrenztem und gleichartigem Erfahrungshintergrund zusammenkommen, kann das ihren Ehrgeiz anstacheln, hoch spezialisierte Fachfrauen zu werden. Eine Hebamme sollte aber vor allem eine »weise Frau« (sage-femme) sein, und eine weise Frau ist das Gegenteil einer Expertin, deren Blick auf ihr Spezialgebiet eingeengt ist.

Die radikal neuen Auswahlkriterien werden, nachdem jahrzehntelang das industrialisierte Gebären vorherrschend war, noch auf ein weiteres Hindernis stoßen. Wir müssen uns klar machen, dass es in vielen Ländern kaum noch Frauen gibt, die eine positive Erfahrung mit einer Vaginalentbindung ohne Medikamente gemacht haben. Dies sind aber gerade die Länder, in denen es in besonderem Maße notwendig ist, viele Hebammenschulen aufzubauen und viele Frauen zu finden, die sich zur Hebamme im ursprünglichen Sinne wirklich eignen. Um den Teufelskreis des technisierten Gebärens zu durchbrechen, ist eine Strategie vonnöten, mit der man die wenigen Frauen, die ohne Intervention von außen Kinder zur Welt gebracht haben, nachdrücklich ermuntert, zumindest während einer bestimmten Phase ihres Lebens als Hebamme zu arbeiten.

Diese Überlegungen zur Zukunft des Verhältnisses von Hebammenkunst und medizinischer Geburtshilfe zeigen, dass für die Menschheit in naher Zukunft ganz andere Anliegen als bisher oberste Priorität erlangen werden. Bislang hat man der Auswahl von Hebammenschülerinnen wenig Bedeutung beigemessen. Auf den Personen, die für die Auswahl zuständig sind, lastet aber wahrscheinlich eine größere Verantwortung für die Zukunft unserer Zivilisation als auf den bekanntesten politischen Entscheidungsträgern.

16 Vor dem Jahr 2034 ein Baby bekommen

Niemand kann sagen, wann ein Großteil der werdenden Eltern darauf drängen wird, dass ihre Kinder unter postindustriellen Bedingungen geboren werden. Die Medien haben heute einen so starken Einfluss, dass es jederzeit soweit sein könnte. Doch der Umschwung hin zu einer biodynamischen Sichtweise des Gebärens – die eine Hinwendung zu wahrer Hebammenkunst und wahrer Geburtshilfe bedeutet – wird sich nicht über Nacht vollziehen. Der Mensch unseres technikzentrierten Zeitalters wird sich die biodynamische Sichtweise nicht von jetzt auf gleich aneignen können, weil er auf ein Denken in Spezialgebieten fixiert und sein Horizont dementsprechend eingeengt ist.

Keimzellen eines allgemeinen Bewusstseinswandels

Werfen wir einen Blick auf die Mädchen und jungen Frauen, die heute an der Schwelle des gebärfähigen Alters stehen und ihre Kinder innerhalb der nächsten 30 Jahre bekommen werden. Manche von ihnen sind fest davon überzeugt, dass es entscheidend ist, unter welchen Bedingungen ein Baby zur Welt kommt. Bei ihnen ist das neue Bewusstsein, auf dessen Ausbreitung wir warten, bereits vorhanden. Sie können allerdings nicht warten, bis der große Wechsel im Verhältnis von Hebammenkunst und medizinischer Geburtshilfe vollzogen ist, sondern müssen sich auf die Gegebenheiten einer Übergangsphase einstellen.

Mittlerweile gibt es überall kleine Gruppen von Menschen, die sich der derzeit herrschenden Sichtweise entgegenstellen. Sie bilden die Keimzellen eines allgemeinen Bewusstseinswandels. Es ist absehbar, dass diese Bewegung irgendwann gewaltigen Zulauf bekommen wird. Oft helfen die Gruppen Schwangeren, die bestmöglichen Angebote und Bedingungen ausfindig zu machen, die vor Ort verfügbar sind. Die Industrialisierung des Gebärens ist zwar ein weltweites Phänomen, aber aufgrund der großen Unterschiede zwischen den einzelnen Ländern sind die Strategien jeweils auf die geografischen, politischen und historischen Besonderheiten abzustimmen.

Verschiedene Möglichkeiten der Vorbereitung

Es gibt verschiedene Möglichkeiten, der postindustriellen Ära des Gebärens den Weg zu bahnen. Eine besteht darin, die Entbindungsstationen von Krankenhäusern in Orte zu verwandeln, wo Gebärende sich sozusagen wie zu Hause fühlen können. Ebendies haben wir in den 70er- und 80er-Jahren in einem französischen staatlichen Krankenhaus versucht. In den deutschsprachigen Ländern entstanden seit Beginn der 90er-Jahre plötzlich Dutzende von unabhängigen Geburtszentren. Ähnliche Geburtszentren kamen auch in anderen europäischen Ländern, in Australien sowie in den USA auf, wo diese Entwicklung bereits in den 70er-Jahren eingesetzt hatte. Die Idee des Geburtszentrums ist eine Möglichkeit, zu den Wurzeln zurückzukehren. Sie ist älter als die Idee der Hausgeburt. So brachten in traditionellen Gesellschaften Frauen ihre Kinder nicht zu Hause zur Welt, sondern meistens in speziellen Hütten, in die sie sich oft auch während der Menstruation zurückziehen konnten. In einigen Kulturen kamen die Kinder sogar im Viehstall zur Welt oder an dem Ort, wo die Frauen badeten. In den skandinavischen Ländern gibt es heute in manchen Krankenhäusern eine so genannte ABC-Klinik (alternative birthing centre), deren Gestaltung Gebärende vergessen lässt, dass sie sich in einem Krankenhaus befinden.

Eine andere Möglichkeit, dem postindustriellen Zeitalter des Gebärens den Weg zu ebnen, könnte darin bestehen, dass wir die Hausgeburt den Gegebenheiten des 21. Jahrhunderts anpassen. Viele Frauen leben heute in einer städtischen Umgebung, das heißt, der Weg zum nächsten Krankenhaus ist nicht weit. Außerdem kann das Handy, das heute zum alltäglichen Leben gehört, die Kommunikation zwischen einer Hebamme und dem Krankenhaus erleichtern. Die Unterschiede zwischen Hausgeburt und Klinikgeburt werden also immer geringer und die Vorzüge der intimen Atmosphäre zu Hause lassen sich leichter mit dem verbinden, was ein Krankenhaus zu bieten hat.

In vielen Fällen lässt sich die Entscheidung, wo die Geburt letztlich stattfinden soll, bis zum Einsetzen der Wehen aufschieben. Warum nicht zu Hause bleiben, wenn die Wehen ohne Komplikationen vorangehen? Falls ein Wechsel ins Krankenhaus ratsam erscheint, ist er innerhalb kurzer Zeit möglich. Bis dahin ist eine der häufigsten Ursachen einer langen und schwierigen Geburt bereits weggefallen, nämlich dass die Schwangere zu früh ins Krankenhaus geht, noch bevor die Eröffnungswehen richtig eingesetzt haben, und sehr sensibel auf die dortigen Umgebungseinflüsse reagiert. Selbst Frauen, denen bei dem Gedanken an eine Hausgeburt nicht wohl ist, sollten zumindest versuchen, so spät wie möglich ins Krankenhaus zu gehen, erst wenn die Wehen sozusagen einen Punkt überschritten haben, an dem es kein Zurück mehr gibt. In einer Kleinfamilie ist das oft nicht leicht umzusetzen, wenn den außer der Mutter einzigen anwesenden Erwachsenen, den Vater, die Angst plagt, das Kind könnte noch vor dem Eintreffen im Krankenhaus zur Welt kommen. In der Übergangsphase dürfte deshalb in manchen Ländern den Doulas eine Schlüsselrolle zukommen.

Doulas und die Phase des Übergangs

Eine Doula ist typischerweise eine Mutter oder Großmutter, die ihr Kind oder ihre Kinder auf »normale« Weise zur Welt gebracht hat. Sie ist eine Mutterfigur, die der Frau während des gesamten Zeitraums der Entbindung auf einfühlsame Art und Weise Unterstützung bietet. Die noch junge Tradition der Doulas bildet einen weiteren Aspekt der Wiederentdeckung der wahren Hebammenkunst. John Kennell und Marshall Klaus verwendeten das griechische Wort seit den 70er-Jahren in Studien, in denen sie sich mit der Rolle von nicht medizinisch ausgebildeten Wehenbegleiterinnen befassten. Zwar lässt sich Doula mit »Dienerin der Frau« übersetzen, aber Griechisch Sprechende finden den Ausdruck dennoch schlecht gewählt, weil Doula im alten Griechenland eine Sklavin bezeichnete. Eine Hebamme aus Athen sagte mir, sie würde die Bezeichnung »paramana« (»bei der Mutter«) bevorzugen. Wir werden aber weiterhin von Doulas sprechen, weil der Begriff in vielen Fachveröffentlichungen verwendet wird und sich mittlerweile durchgesetzt hat.

John Kennell und Marshall Klaus begannen ihre Forschungen in den 70er-Jahren in zwei Krankenhäusern in Guatemala, wo jeden Tag 50 bis 60 Babys geboren wurden. Die dortigen medizinischen Abläufe waren von Ärzten und Krankenschwestern aus den USA vorgegeben. Kennell und Klaus stellten fest, dass die Anwesenheit einer Doula die Häufigkeit von medizinischen Interventionen und des Einsatzes von Medikamenten stark zurückgehen ließ und einen positiven Einfluss auf den Gesundheitszustand von Mutter und Kind ausübte. Sie wiederholten ihre Studien im texanischen Houston, in einem Wohngebiet mit vorwiegend hispanischer und einkommensschwacher Bevölkerung. Die Stationen verfügten über zwölf Betten und wurden von englischsprachigen Ärzten geleitet. Die Doulas sprachen sowohl Spanisch als auch Englisch. Ihre Anwesenheit brachte ebenso wie in Guatemala positive Effekte mit sich.

Die Studien in Guatemala wie in Houston bezogen sich auf eine hispanische, einkommensschwache Bevölkerung, und in beiden Fällen zeigte die statistische Auswertung, dass die Anwesenheit einer Doula günstige Auswirkungen hatte. Dagegen ergab eine kalifornische Studie im Rahmen der Gesundheitsorganisation Kaiser Permanente[7], dass die Häufigkeit von Kaiserschnitt- und anderen mit Operationen verbundenen Geburten nicht abnahm, wenn Doulas eingesetzt wurden. Wie ist das zu erklären? Die über Kaiser Permanente Versicherten sind typischerweise zur Mittelschicht der USA zu rechnen. Das bedeutet fast immer, dass bei der Entbindung der Vater des Babys anwesend ist. Leider machten die Autoren der Studie keinerlei Angaben dazu, wie die Doulas ausgewählt wurden. Stattdessen hoben sie hervor, dass alle einen anerkannten Ausbildungskurs absolviert und unter Aufsicht einer erfahreneren Doula mindestens zwei Geburten begleitet hatten. Es stellt sich die Frage, ob solche Ausbildungskurse nicht auch kontraproduktiv sein können. Ich hatte Gelegenheit, mit drei der Doulas, die an der Studie in Houston teilgenommen hatten, zu Abend zu essen. Sie sprachen viel von den positiven Erfahrungen, die sie bei der Geburt ihrer eigenen Kinder gemacht hatten. Eine Ausbildung erwähnten sie mit keinem Wort. Der Begriff »Ausbildung« suggeriert, das Tun einer Doula sei wichtiger als ihre Persönlichkeit. Ich sehe das anders, aber das soll nicht heißen, dass eine Doula sich nicht auskennen muss.

Bei einer sachkundigen Doula wird eine junge Mutter sich stets sicherer fühlen. Die ideale Doula muss deshalb alles, was mit Schwangerschaft, Entbindung und Stillen zu tun hat, in etwa einordnen können, selbst wenn ihr Wissen an der Oberfläche bleibt. Wenn der Arzt beispielsweise äußert, es könnte eine Placenta praevia vorliegen, so muss die Doula in einem solchen Fall zumindest wissen, was gemeint ist.

Die Lerninhalte, die man Doulas vermittelt, sollten sich vor allem auf Erste Hilfe bei der Entbindung beziehen, damit sie echte Notsituationen, die außerordentlich selten vorkommen, sofort erkennen und einschätzen können. Wenn zum Beispiel nach dem plötzlichen Platzen der Fruchtblase die Nabelschnur an der Vulva sichtbar ist, sollte der Doula klar sein, dass sie die Schwangere unverzüglich in ein Krankenhaus bringen muss. Auf dem Weg dorthin sollte sie das ärztliche Team über einen »Nabelschnurvorfall« informieren. Wenn die Schwangere mit einem Mal schreckliche Unterleibsschmerzen bekommt, die nicht nachlassen, und sich in einem Schockzustand befindet, sollte die Doula den »Verdacht auf Abruptio placentae« äußern. Wenn das Baby an einem ungewöhnlichen Ort geboren wird, zum Beispiel in einem Auto, wird die Doula wissen, dass sie bei einer derart raschen und leichten Geburt gewöhnlich nicht einzugreifen braucht. Das einzig Wichtige ist, dafür zu sorgen, dass Mutter und Baby es warm genug haben. Das Durchtrennen der Nabelschnur ist physiologisch gesehen nicht notwendig. Allerdings ist diese rituelle Handlung derart tief verwurzelt, dass man sie in vielen Erste-Hilfe-Kursen lehrt.

Die Medien berichten oft über heldenhafte und findige Väter, die Schnürsenkel und eine Küchenschere zu Hilfe nehmen, um die Nabelschnur zu durchtrennen. Wenn eine Frau ihr Baby zum Beispiel in einem Zug oder einem Flugzeug zur Welt bringt, geht es in einem solchen Sensationsbericht gewöhnlich nicht um die Gebärende, sondern nur um Menschen, die zufällig zur Stelle sind und, wie es heißt, das Baby »entbinden«.

Wie wichtig Doulas in der Zukunft sein werden, hängt davon ab, wie man ihre Rolle definiert. Wenn man die Doula nur als eine weitere Person ansieht, die neben Hebamme, Arzt und Vater bei der Entbindung dabei ist, wird ihre Anwesenheit das Gegenteil dessen bewirken, was man anstrebt. Man verspielt die Gelegenheit, die die Figur der Doula bietet, wenn man nicht ihr Wesen und ihre Persönlichkeit, sondern ihre Ausbildung in den Mittelpunkt stellt.

Geburt in einem neuen Licht

In der Übergangsphase, während der wir auf eine neue Generation von Hebammen warten, die sich zurückzuhalten wissen, werden einige werdende Mütter einen Weg finden, wie sie sich in den Wehen nach außen hin völlig abschirmen können. Sie rufen keine Spezialistin und keinen Spezialisten herbei, sondern bringen ihr Kind ganz allein zu Hause zur Welt. Sie lassen sich nicht beeindrucken von dem heute gängigen entmündigenden Vokabular, mit dem man ihnen weismachen will, sie könnten ihr Kind auf keinen Fall ohne »Helferin«, »Guide«, »Coach« oder »unterstützende Person« und nur zur Welt bringen, wenn irgendjemand mit medizinischer Ausbildung oder ihr Partner zugegen ist. Diese Frauen wissen intuitiv, dass Vertrauen in die eigenen Fähigkeiten und absolute Abgeschiedenheit die besten Voraussetzungen für eine leichte Geburt sind.

Man stellt ihr Verhalten zwar meistens als unbegreiflich und unverantwortlich hin, aber wir können von ihnen lernen. Selbst nach Jahrtausenden des kulturell reglementierten Gebärens gibt es noch immer Frauen, die von ihren archaischsten Säugetierbedürfnissen nicht entfremdet sind. Im Mittelpunkt einer biodynamischen Sichtweise des Gebärens stehen die elementaren Bedürfnisse der Frau in den Wehen und nicht Aufgaben, die andere bei der Entbindung zu erfüllen haben. Wer vor dem Jahr 2034 als Geburtshelfer oder Hebamme arbeitet, sollte genau beobachten, was diese Frauen tun.

17 Vor dem Jahr 2034 als Hebamme oder Geburtshelfer tätig sein

Hebammen, die sich nicht einfügen

Auf der ganzen Welt finden sich Hebammen, die nur schwer damit zurechtkommen, dass das Gebären heute weitgehend nach industriellen Prinzipien organisiert ist. Ihnen ist bewusst, dass sie in einer konventionellen Hebammenschule dazu ausgebildet werden, sich an Normen und Ablaufschemata zu halten, die von ärztlichen Gremien aufgestellt worden sind. Sie fühlen sich in einem System gefangen, das dabei ist, die Hebammenkunst zu zerstören. Manche von ihnen geben ihre Tätigkeit einfach auf, so als würden sie auf eine neue Ära in der Geschichte des Gebärens warten. Andere versuchen gleichsam als trojanisches Pferd von innen gegen das System anzugehen. Wieder andere suchen nach Alternativen zu den Methoden, die auf konventionellen Entbindungsstationen gängig sind. Einige haben den Wunsch geäußert, die Methoden zu »verlernen«, die man ihnen beigebracht hat.

In der Übergangsphase, die uns wahrscheinlich bevorsteht, dürfte die Idee des »Verlernens« weniger esoterisch und geheimnisvoll erscheinen. Sie stammt von Jeannine Parvati Baker, Mutter von sechs Kindern und Gründerin des Hygieia College, das seinen Sitz in Utah hat. Jeannine und ihre Anhängerinnen teilen die Überzeugung, dass jede Mutter eine Hebamme ist. Die von ihrer »Mysterienschule« organisierten internationalen Konferenzen nennen sich »Gatherings« und werden gewöhnlich in der freien Natur abgehalten. Hygieia hat heute etwa 1 000 Studentinnen in fünf Kontinenten. Zu hoffen bleibt, dass die Ziele des College in naher Zukunft auf mehr Verständnis stoßen werden.

Noch immer gefangen in einem System

Es gibt auch ärztliche Geburtshelfer, die sich als Gefangene eines problematischen Systems empfinden und nach Wegen suchen, ihre Arbeitsweise zu verändern. Ich habe in verschiedenen Ländern einige von ihnen kennen gelernt. Oft sind sie ganz auf sich allein gestellt. Andere haben das Glück, dass sie einem Kreis von Gleichgesinnten angehören. In Seoul war ich einen Tag lang bei Geburtshelfern zu Gast, die die Gruppe »Better Birth« gegründet hatten. Sie stammten aus Seoul selbst und aus entlegenen ländlichen Gegenden. In Korea gibt es fast keine Hebammen mehr. Frauen gebären hier meist in einer in hohem Maße medizinisch reglementierten Umgebung, und die Kaiserschnittquote liegt bei 40 %. Das Land hält außerdem den Weltrekord in der Zahl von Ultraschalluntersuchungen pro Schwangerschaft. Eines unserer Hauptthemen bei Tisch war interessanterweise die so genannte pränatale Versorgung. Sie scheint ein Aspekt der geburtsmedizinischen Praxis zu sein, der sich bis zu einem gewissen Grad rascher verändern lässt als gedankliche und konkrete Rahmenbedingungen der Entbindung selbst.

Das Konzept der pränatalen »Versorgung« ist noch recht jung. Es kam im 20. Jahrhundert auf und ist deshalb untrennbar mit dem Modell des industrialisierten und medizinisch reglementierten Gebärens verbunden. Bei der vorherrschenden Form der pränatalen Versorgung ist die Aufmerksamkeit fortwährend auf potenzielle Probleme gerichtet. Weil das einzige Ziel herkömmlicher pränataler Untersuchungstermine darin besteht, Anomalien und pathologische Phänomene aufzuspüren, ist das Wort »Versorgung« eigentlich unpassend oder sogar irreführend. Typisch für die industrialisierte pränatale Versorgung sind vor allem Standardisierung und Routinetests. Das lässt sich mit zahllosen Stellen aus der medizinischen Literatur belegen. Ich führe hier nur einen kurzen Text an, der in der medizinischen Fachzeitschrift *Lancet* erschien. Die Autorin arbeitet an einem australischen Gesundheitszentrum für Frauen und Kinder. Ihr liegt vor allem daran, dass ein Paartermin zum festen Bestandteil der pränatalen Versorgung wird, und bedauert, dass »es noch einige Jahre dauern dürfte, bis das Erscheinen von Männern in Pränatalkliniken ›Routine‹ wird«. Zuvor hat sie die Gründe für das Einbeziehen des Mannes folgendermaßen erläutert: »›Paartermine‹ sollten nicht so angekündigt werden, dass es dabei um das Thema AIDS geht, sondern als eine Gelegenheit, andere Infektionen wie Geschlechtskrankheiten und Tuberkulose zu erfassen und abzuklären, wie die Frau im Notfall ins Krankenhaus gebracht werden kann, wenn während Schwangerschaft oder Wehen Komplikationen auftreten«. Offensichtlich geht es hier darum, sooft wie möglich und mit so vielen Eltern wie möglich über Risiken zu sprechen – und über nichts sonst.

Von daher ist nicht verwunderlich, dass pränatale Untersuchungstermine oft einen starken »Nocebo-Effekt« haben, das heißt die emotionale Verfassung der Schwangeren und damit indirekt auch ihrer Familie negativ beeinflussen. Wir müssen uns vor Augen halten, dass in vielen Ländern etwa zehn pränatale Untersuchungstermine üblich sind. Das sind, mit anderen Worten, zehn Gelegenheiten, etwas über potenzielle Probleme zu erfahren. Es ist den Frauen heute nicht mehr vergönnt, während der Schwangerschaft voller Glück zu sein. Jede von ihnen hat zumindest einen Grund, sich zu sorgen: »Ihr Blutdruck ist zu hoch oder zu niedrig«, »Sie nehmen zu rasch oder zu langsam zu«, »Sie haben eine Anämie«, »Sie könnten eine Blutung bekommen, weil die Zahl Ihrer Blutplättchen zu niedrig ist«, »Sie haben Schwangerschaftsdiabetes«, »Ihr Baby ist zu klein oder zu groß«, »Es liegt eine Schwäche der Plazenta vor«, »Sie sind 18, und eine Teenager-Schwangerschaft ist mit spezifischen Risiken verbunden«, »Sie sind 39, und eine Spätschwangerschaft ist mit spezifischen Risiken verbunden«, »Das Baby hat sich noch nicht so gedreht, dass der Kopf als Erstes herauskommt«, »Laut Bluttest besteht ein Risiko, dass Sie ein Baby mit Down-Syndrom bekommen«, »Sie haben in der entscheidenden Zeit keine Folsäure zu sich genommen, und wir müssen an das Risiko einer Spina bifida denken«, »Sie sind nicht gegen Röteln geimpft«, »Sie sind Rh-negativ«, »Der Geburtstermin war schon letzten Mittwoch, deshalb müssen wir an eine künstliche Weheneinleitung denken«, und so weiter. Kann eine Frau unter diesen Bedingungen noch eine »normale« Schwangere sein?

Eine maßgebliche epidemiologische Studienserie zur pränatalen Versorgung stellt den tiefverwurzelten Hang der konventionellen Geburtshilfe zu Standardisierung und Routineabläufen und damit letztlich ihre gesamte Denkweise in Frage. An der RADIUS-Studie (Routine Antenatal Diagnostic Imaging with Ultrasound – Vorgeburtliche Routine-Bilddiagnostik mit Ultraschall) nahmen mehr als 15 000 schwangere Frauen teil. Man verglich Frauen, bei denen routinemäßig Ultraschalluntersuchungen durchgeführt wurden, mit denen, die nur bei Bedarf (wenn es eine bestimmte Frage zu klären gab) untersucht wurden. In der Gruppe, die nur auf Anfrage untersucht wurde, lag die durchschnittliche Zahl der Ultraschalluntersuchungen pro Schwangerschaft am Ende bei 0,6.

Die Schlussfolgerung, zur der auch der Herausgeber des *New England Journal of Medicine* in seinem Vorwort gelangte, ist eindeutig: Es gibt keinen medizinischen Grund, der es rechtfertigen würde, sämtlichen Schwangeren eine routinemäßige Serie von Ultraschalluntersuchungen anzubieten.

In einer groß angelegten Studie, die die gesamte Bevölkerung Kanadas einbezog, ließ der routinemäßige Einsatz von Tests auf Schwangerschaftsdiabetes keine positiven Effekte erkennen. Nach der Veröffentlichung dieser Studie aktualisierte die US-amerikanische Akademie für Geburtshilfe und Gynäkologie ihre Richtlinien dahingehend, dass es nicht länger als Kunstfehler gilt, wenn ein Arzt keinen Routinetest auf Schwangerschaftsdiabetes durchführt. Eine WHO-Studie an 53 Kliniken in Thailand, Kuba, Saudi-Arabien und Argentinien bestätigte, dass sich eine wirkungsvolle pränatale Versorgung durchaus mit einer geringeren Zahl von Terminen als der derzeit üblichen sicherstellen lässt.

Dieser kurze Blick auf neuere Studien macht deutlich, warum sich manche Ärzte für Geburtshilfe heute widerstreitenden Einflüssen ausgesetzt sehen. Einerseits sind sie in der Hochphase der industrialisierten Entbindung ausgebildet worden und noch immer in einem System gefangen, das von Begriffen wie »Routine« und »Standardverfahren« beherrscht wird. Andererseits sagt ihnen, wenn sie die entsprechenden wissenschaftlichen Befunde betrachten, ihr gesunder Menschenverstand, dass die Standardisierung der pränatalen Versorgung nicht der Weisheit letzter Schluss sein kann. Sind sie auf dem Weg, eine biodynamische Sichtweise zu entwickeln?

Biodynamische Grundhaltung und pränatale Versorgung

Eine biodynamische Grundhaltung zu einer radikalen Veränderung der pränatalen Versorgung führen. Im Rahmen einer Studie in einem großen konventionellen Krankenhaus in London, bei der es um die Ernährung in der Schwangerschaft ging, wurde mir Anfang der 90er-Jahre klar, dass es selbst in einer solchen Umgebung relativ leicht wäre, die pränatale Versorgung mit einer anderen Grundhaltung anzugehen. Ich interviewte 500 zufällig ausgewählte schwangere Frauen.

Das Interview fand jeweils in Verbindung mit einem üblichen pränatalen Untersuchungstermin statt. Hauptthema des Gesprächs war, welche spezifischen Nährstoffe das sich entwickelnde Gehirn des Babys braucht. Die meisten Frauen sprachen sehr gern über das Wachstum ihres Babys und es kam deshalb oft vor, dass das Interview länger dauerte als vorgesehen. Daran lässt sich ermessen, dass Mediziner die emotionale Verfassung von Schwangeren durchaus positiv beeinflussen können. Zumindest sollten sie darauf bedacht sein, ihnen ein Gefühl der Sicherheit zu vermitteln.

Verschiedene wissenschaftliche Untersuchungen zeigen, wie sich bestimmte Gefühlszustände der Mutter – besonders wenn sie mit einem hohen Spiegel von Hormonen wie Cortisol einhergehen – auf die Entwicklung des Fötus auswirken können. Außerdem bestätigen Dutzende von Studien, die auch in unserer Datenbank (www.birthworks.org/primalhealth) erfasst sind, dass die emotionale Verfassung einer Schwangeren sich auf das ganze spätere Leben des Kindes auswirkt. Ein Arzt, der über eine gewisse Flexibilität verfügt, würde nicht allzu viel Zeit brauchen, um zu einer positiven Grundhaltung zu finden.

Ärzte und andere im Gesundheitswesen Tätige können, auch wenn das in erster Linie Aufgabe der Familie und des gesellschaftlichen Umfeldes sein sollte, Aktivitäten anregen und organisieren, die auf die emotionale Verfassung von Schwangeren einen direkten positiven Effekt haben. In unserem Krankenhaus in Frankreich hatten wir in den 70er- und 80er-Jahren ein Klavier, und einmal in der Woche kamen die schwangeren Frauen zusammen, um gemeinsam zu singen. Zu diesen beliebten Abenden waren alle eingeladen, auch die Väter, Hebammen, die Putzfrauen, die Sekretärin etc. Dass am Ende der Singabende alle froh und zufrieden waren, war augenfällig. Wir konnten – auch ohne Cortisol- oder Katecholaminspiegel zu messen – sicher sein, dass das hormonelle Gleichgewicht, in dem sich die Schwangeren befanden, dem Wachstum und der Entwicklung ihrer Babys förderlich war.

Die oberste Pflicht eines Arztes im Gespräch mit einer schwangeren Frau sollte sein, zumindest das Risiko eines Nocebo-Effekts zu verringern. Es ist fast immer möglich – und auch fachlich vertretbar –, die Ergebnisse einer Untersuchung oder eines Tests positiv darzustellen.

Nehmen wir das Beispiel einer Frau, bei der man am Ende der Schwangerschaft einen erhöhten Blutdruck feststellt. Wer von dem derzeit herrschenden, krankheitsorientierten

Modell ausgeht, wird den Befund vermutlich als eine schlechte Nachricht werten und der Frau den Eindruck vermitteln, dass etwas nicht in Ordnung ist. Wer dagegen eine biodynamische Sichtweise einnimmt, wird der Frau erklären, dass es sich bei ihrer Blutdruckerhöhung einfach um eine Anpassungsreaktion handelt. Denn eine isolierte Erhöhung des Blutdrucks hat nichts mit einer Präeklampsie zu tun, bei der zu einem erhöhten Blutdruck noch Eiweiß im Harn und verschiedene Stoffwechselstörungen hinzukommen. Ein hoher Blutdruck allein ist gewöhnlich ein Zeichen für eine gesunde Aktivität der Plazenta. Die Plazenta greift – gleichsam als Interessenvertreterin des Fötus – durch die Ausschüttung von Hormonen in die Funktionen des mütterlichen Organismus ein, damit er dem Baby mehr Blut zur Verfügung stellt.

Mindestens vier maßgebliche Studien haben nachgewiesen, dass »schwangerschaftsinduzierter Bluthochdruck« mit einem positiven Schwangerschaftsverlauf einhergeht. Ein Arzt, der einer Schwangeren vor allem emotionale Sicherheit vermitteln will, wird ihr also mit Hilfe beruhigender Vergleiche erklären, dass ein Phänomen wie hoher Blutdruck nicht mit einer Störung wie der Präeklampsie verwechselt werden sollte. Er kann beispielsweise sagen: »Wenn Sie einen Hirntumor haben, dann leiden Sie unter Kopfschmerzen. Wenn Sie aber unter Kopfschmerzen leiden, heißt das nicht, dass Sie einen Hirntumor haben!« Noch beruhigender wird die Aussage sein, dass keine Notwendigkeit besteht, die Blutdruckmessung zu wiederholen, weil die Diagnose einer Präeklampsie an den Nachweis von Eiweiß im Urin gebunden ist.

Ein Arzt, dem es in erster Linie darum geht, das emotionale Gleichgewicht der Frau nicht zu stören, würde auch nie einen solch Furcht einflößenden Ausdruck mit starker Nocebo-Wirkung wie »Schwangerschaftsdiabetes« gebrauchen. Wenn er eine Veränderung im Zuckerhaushalt feststellt, erklärt er ihr vielmehr, dass es sich um eine vorübergehende Reaktion des Körpers handelt: Das Baby hat über die Plazenta eine Botschaft an die Mutter gesandt, damit es mehr Zucker bekommt. Der Körper der Mutter hat sich auf diese Anforderung eingestellt und spricht deshalb jetzt schwächer auf Insulin an. Jemand hat einmal gesagt, Schwangerschaftsdiabetes sei »eine Diagnose, die noch nach einer Krankheit sucht«. Aus der Diagnose leiten sich jedenfalls einfache Empfehlungen ab, die ohnehin für jede Schwangere gelten, zum Beispiel: Vermeiden Sie reinen Zucker (Limonadengetränke usw.), bevorzugen Sie komplexe Kohlenhydrate (Nudeln, Brot, Reis usw.) und verschaffen Sie sich ausreichend körperliche Bewegung. Bei einer biodynamischen Herangehensweise würde man die Glukosetoleranz nur in einer sehr kleinen Zahl ausgewählter Fälle prüfen.

Ich bekomme immer wieder Anrufe von schwangeren Frauen, die nach einem pränatalen Untersuchungstermin verängstigt oder gar in Panik sind. Einer der häufigsten Gründe ist eine Fehlinterpretation der routinemäßig geprüften Konzentration von Hämoglobin (dem Pigment der roten Blutkörperchen). Viele Ärzte sind der Ansicht, anhand der Hämoglobinkonzentration lasse sich bei einer Schwangeren ein Eisenmangel feststellen. Wenn eine Frau gegen Ende der Schwangerschaft einen Wert von etwa 9,0 oder 9,5 hat, wird ihr in der Regel mitgeteilt, es liege eine Anämie vor und sie solle ein Eisenpräparat einnehmen. Bei ihr erweckt das den Eindruck, dass in ihrem Körper etwas aus dem Lot ist und zurechtgerückt werden muss.

Wenn der Arzt dagegen darauf bedacht ist, das emotionale Gleichgewicht der Frau nicht zu stören, Interesse an der Physiologie der Plazenta hat und sich über die entsprechende medizinische Forschung auf dem Laufenden hält, wird er ein positiveres Bild zu zeichnen wissen. Man hat, so kann er ihr dann erläutern, in großen statistischen Untersuchungen nachgewiesen, dass ein eindeutiger Zusammenhang zwischen Hämoglobinwerten um die 9,0 und einem optimalen Verlauf von Schwangerschaft und Entbindung besteht. Er wird ihr verständlich machen, dass das Blutvolumen einer schwangeren Frau sehr stark anwachsen muss und dass die Hämoglobinkonzentration anzeigt, wie stark das Blut verdünnt ist. Der niedrige Hämoglobinwert, so wird dann klar, ist ein Indikator dafür, dass die Plazenta gut arbeitet und dass der Körper der Frau angemessen auf die Anforderungen reagiert, die an ihn gestellt werden. Die Plazenta bringt den Körper der Mutter dazu, das Blut zu verdünnen. Man muss hier erneut unterscheiden zwischen einer vorübergehenden physiologischen Reaktion (Blutverdünnung) und einer pathologischen Störung (Anämie).

Derartige Fehlinterpretationen beruhen auf einem weitverbreiteten Missverständnis der physiologischen Vorgänge in der Plazenta. Man schenkt der Rolle der Plazenta als »Interessenvertreterin« des Babys hier ebenso wenig Aufmerksamkeit wie der gesamten Geburtsphysiologie.

Physiologen untersuchen die universellen Gesetze der Natur. Die Geringschätzung der physiologischen Perspektive ist ein typisches Merkmal des industrialisierten Gebärens – wie auch der industrialisierten Landwirtschaft. Dagegen zeichnet sich die biodynamische Sichtweise dadurch aus, dass sie Einsicht in die Gesetze der Natur zu gewinnen versucht und im Einklang mit ihnen arbeitet, ob im Landbau, in der Tierzucht oder in der Gestaltung des Geburtsverlaufs. Die Geschichte der pränatalen Versorgung liefert ein Beispiel, an dem sich sehr gut veranschaulichen lässt, was die biodynamische Sichtweise ausmacht.

18 Der Weg aus der Sackgasse

Es ist mittlerweile ins allgemeine Bewusstsein gedrungen, dass Ackerbau, Viehzucht und die gesamte Landwirtschaft radikal verändert werden müssen. Die Lösungsmöglichkeiten sind bekannt. Außerdem wäre es möglich, den Einsatz fossiler Energieträger zu minimieren und so, bevor es zu spät ist, den massiven Ausstoß von Treibhausgasen und seine klimatischen Folgen unter Kontrolle zu bringen.

Die verschiedenen Unterarten von *Homo sapiens*, die derzeit unseren Planeten bewohnen, sind so klug, dass sie die komplexesten Probleme in Worte fassen und Lösungen ersinnen können. Allerdings zeichnet sie auch die Unfähigkeit aus, zu erkennen, welche Dinge oberste Priorität haben, und ihr Handeln danach auszurichten. Aus diesem Grund steckt die Menschheit in einer Sackgasse.

Vor 10 000 Jahren

In diese Sackgasse geriet der *Homo sapiens* vor etwa 10 000 Jahren, als er begann, Pflanzen anzubauen und Tiere zu domestizieren. Die »neolithische Revolution« nahm ihren Anfang in einigen Gesellschaften im Nahen Osten, in Südostasien, Zentralchina, Mittelamerika und den Anden und breitete sich von dort überallhin aus. Seit jener Zeit bestand die grundlegende Überlebensstrategie sämtlicher menschlicher Gesellschaften darin, Macht über die Natur auszuüben. Die Beherrschung der Natur – die auch die Idee des Eigentums impliziert – wurde zu einer Hauptursache von Konflikten. Krieg wurde zu einem bestimmenden Aspekt der Beziehungen zwischen menschlichen Kollektiven, die danach zu streben begannen, Macht und Kontrolle über die jeweils anderen auszuüben oder sie sogar zu vernichten. Das menschliche Aggressionspotenzial zu erschließen und auszubauen wurde zu einem Überlebensvorteil.

An diesem Wendepunkt in der Menschheitsgeschichte gewannen unsere Vorfahren auch tieferen Einblick in die menschliche Fortpflanzung. Durch die Beobachtung domestizierter Tiere wurde ihnen die Funktion des Geschlechtsverkehrs und damit die Rolle des Mannes klar. Sie ordneten und kanalisierten die genitale Sexualität mit Hilfe verschiedener Formen der Ehe und durch eine Vielzahl von Ritualen, zu denen auch Genitalverstümmelungen zählen. Seit jener Zeit sind sämtliche Aspekte des Sexuallebens durch die Kultur reguliert, also auch das Gebären.

Das Tradieren von Überzeugungen ist ein wirkungsvolles Mittel, um steuernd in den Geburtsvorgang und insbesondere in die Wehenphase zwischen der Geburt des Babys und der Ausstoßung der Plazenta einzugreifen. Kommen wir noch einmal auf die in vielen Kulturen verbreitete Vorstellung zurück, das Kolostrum, die Erstmilch, sei unrein, schade dem Kind oder sei gar eine Substanz, die man aus der Brust herauspressen und wegschütten müsse. Dieses negative Bild von der Erstmilch impliziert, dass das Baby unmittelbar nach seiner Geburt besser nicht in den Armen der Mutter liegen, sondern bei einer anderen Person sein sollte. Damit hängt auch das weitverbreitete, tief in der jeweiligen Kultur verwurzelte Ritual zusammen, möglichst schnell die Nabelschnur durchzutrennen.

Wir können hier keine vollständige Liste sämtlicher bekannter Rituale aufstellen, mit denen man sich in die Beziehung von Neugeborenen und Mutter einmischt. Ebenso können wir nicht alle Vorstellungen aufführen, die die häufig anzutreffende Geringschätzung der Erstmilch stützen. Beispielsweise hegen in Westafrika einige ethnische Gruppen die Überzeugung, dass die Mutter dem Neugeborenen nicht in die Augen schauen darf, damit die bösen Geister nicht in seinen Körper eindringen können. Welche Überlebensvorteile bieten diese Vorstellungen und Rituale, mit denen man während einer kurzen Zeitspanne, die als entscheidend für die Entwicklung der Liebesfähigkeit betrachtet wird, gegen den Schutzinstinkt der Mutter angeht?

Wir können die Frage heute so stellen, weil die Forschung erste Antworten bereithält. In den Jahrtausenden, in denen die grundlegende Überlebensstrategie für die meisten menschlichen Kollektive darin bestand, über die Natur und über andere Kollektive Macht zu erlangen, bedeutete es einen Überlebensvorteil für sie, bei ihren Mitgliedern die Aggressivität und Bereitschaft zur Lebenszerstörung zu fördern. Mit anderen Worten, es war sinnvoll, die Liebesfähigkeit und damit auch die Liebe zur Natur, das heißt die Achtung vor Mutter Erde abzuschwächen.

Seit dem Beginn der neolithischen Revolution konnten sich diejenigen Gesellschaften am besten durchsetzen, die in Bezug auf die Geburtsphase über entsprechend geeignete Überzeugungen und Rituale verfügten. Diese These wird gestützt durch Befunde zu einer sehr kleinen Zahl von Ethnien, die keinen Ackerbau betrieben und vor ihrem Aussterben noch untersucht werden konnten. Ihre Überlebensstrategien waren andere. Sie versuchten, in vollkommener Harmonie mit dem sie umgebenden Ökosystem zu leben.

Die Entwicklung des menschlichen Aggressionspotenzials hatte bei ihnen keine Priorität. Wir wissen beispielsweise recht genau, wie bei den !Kung San, einem afrikanischen Volk von Jägern und Sammlern, eine Geburt ablief. Wenn die Wehen weit genug fortgeschritten waren, entfernte sich die Frau einige hundert Meter vom Dorf und suchte sich einen Platz im Schatten. Sie räumte ihn frei, richtete ein weiches Bett aus Blättern her und brachte ihr Kind dort ganz allein zur Welt.

Im Laufe der Jahrtausende hat eine Auslese menschlicher Kollektive stattgefunden, bei der das jeweilige Aggressionspotenzial den Ausschlag gab. Wir alle sind Ergebnis dieser Auslese. Mit ihr lässt sich unsere Unfähigkeit erklären, Äußerungsformen einer eingeschränkten Liebesfähigkeit zu erkennen und Schritte gegen sie zu unternehmen. Deshalb ist es nicht leicht für uns, aus der Sackgasse herauszufinden.

Heute

Oberste Priorität hat heute nicht die Umgestaltung der Landwirtschaft oder die Verringerung des Ausstoßes an Treibhausgasen. Hauptziel ist vielmehr, die Entwicklung einer neuen Art der Gattung *Homo* zu ermöglichen. Der wahre *Homo sapiens* muss in einer Zeit, in der die Strategie der Naturbeherrschung an ihre Grenzen stößt, neue Überlebensstrategien und Achtung vor Mutter Erde entwickeln. Er muss bereit sein, in einen Dialog mit Mutter Erde einzutreten, durch den die Menschheit zusammenwächst. Er muss, mit anderen Worten, die Energien der Liebe nutzen lernen.

Wenn unser Planet weiter menschliches Leben beherbergen soll, brauchen wir eine Art nicht-genetische Mutation – aus der Not entsprungen und mit Hilfe von Vernunft und wissenschaftlicher Erkenntnis umgesetzt. Eine solche Mutation ist in unserer Epoche, in der die Liebe zum Gegenstand der wissenschaftlichen Forschung geworden ist, keine Utopie. Wir verstehen immer besser, welch lange Kette von Erfahrungen ein Mensch am Beginn des Lebens und vor allem in der Geburtsphase durchlaufen muss, damit sich seine Liebesfähigkeit entfalten kann. Das entscheidende Glied in der Kette, auf das menschliche Kulturen immer wieder störend eingewirkt haben, ist die Art und Weise, wie Kinder auf die Welt kommen. An diesem Punkt können wir ansetzen. Auch nach Jahrtausenden des kulturell reglementierten Gebärens ist die Gattung *Homo* noch nicht so weit geschädigt, dass die Mutation hin zum wahren *Homo sapiens* scheitern muss.

Das Hauptanliegen aller, denen die Zukunft der Menschheit am Herzen liegt, sollte sein, der heute herrschenden Industrialisierung des Gebärens ein Ende zu setzen. Zu hoffen bleibt, dass sich in den kommenden Jahrzehnten Millionen von Menschen das Motto des Hygieia College zu Eigen machen: »Healing the Earth by Healing Birth« – »Die Geburt heilen heißt die Erde heilen«.

Anmerkungen des Übersetzers

1 Eine Serie von dreitägigen Halbfasten-Phasen, die Fett verbrennen und Fettsäuren mobilisieren sollen, damit diese Giftstoffe aus dem Körper herausschaffen, verbunden mit spezieller Diät, Dampfbädern, Sauna und Bewegungsübungen. Die Bezeichnung Akkordeon-Methode rührt daher, dass zwischen den Fastenabschnitten jeweils wieder das vorherige Körpergewicht erreicht werden muss (siehe die Website http://www.familiesonline.co.uk/article/static/30/).

2 »Verbraucher verpflichten sich gemeinsam, die laufenden Kosten (einschließlich Löhne) eines landwirtschaftlichen Betriebes für das jeweilige Wirtschaftsjahr zu tragen. Im Gegenzug erhalten sie die dort erzeugten Produkte«. (Quelle: http://www.buschberghof.de/Seiten/CSATheorie.html)

3 und großenteils auch in deutscher Übersetzung erschienenen

4 marsupio: Beutel, Hauttasche der Beuteltiere

5 und *Primal Health* zu *Von Geburt an gesund*

6 Gerät für die Messung der Strömungsgeschwindigkeit im Herzen. Es wertet von den roten Blutkörperchen reflektierte Schallwellen aus.

7 Eine Mischung aus Krankenversicherung und angeschlossenen Kliniken und Arztpraxen, die eine Minimalversorgung bietet.

Quellen

Vorwort

Planck, Max (1948) *Wissenschaftliche Selbstbiographie.* Halle, Saale: Deutsche Akademie der Naturforscher Leopoldina, 1990 (Zitat von S. 15)

Rodale, Jerome (1945) *Pay Dirt. Farming and Gardening with Composts.* New York: Devin-Adair

1 Der letzte Tropfen

Bader, F., Davis, G., Dinowitz, M., Garfinkle, B., Harvey, J., Kozak, R., Lubiniecki, A., Rubino, M., Schubert, D., Wiebe, M., und Woollett, G. (1998) Assessment of risk of bovine spongiform encephalopathy in pharmaceutical products. *BioPharm* 11(1):20–31

Bradley, R. (1999) BSE transmission studies with particular reference to blood. *Dev. Biol. Stand.*, 99:35–40

Brown, D. W. G. (2001) Foot and mouth disease in human beings. *Lancet* 357:1463

Brown, P., Cervenakova, L., McShane, L. M., Barber, P., Rubenstein, R., und Drohan, W. N. (1999) Further studies of blood infectivity in an experimental model of transmissible spongiform encephalopathy, with an explanation of why blood components do not transmit Creutzfeldt-Jakob disease in humans. *Transfusion* 39:1169–1178

Brown, P., Rohwer, R. G., Dunstan, B. C., MacAuley, C., Gajdusek, D. C., und Drohan, W. N. (1998) The distribution of infectivity in blood components and plasma derivatives in experimental models of transmissible spongiform encephalopathy. *Transfusion* 38:810–816

Donnelly, C. A., Ghani, A. C., Ferguson, N. M., und Anderson, R. M. (1997) Recent trends in the BSE epidemic. *Nature* 389:903

FDA (Food and Drug Administration) (2000) TSE Advisory Committee, Transkript der Sitzung im Juni

Harris, D. A. (1999) Cellular biology of prion diseases. *Clin. Micro. Rev.* 12:429–444

Holden, P. (2000) Howard's way. *Living Earth* 211:14

Howard, Albert (1943) *An agricultural Testament.* London: Oxford University Press (*Mein landwirtschaftliches Testament.* Frankfurt a. M.: Siebeneicher, 1948. Das Experiment ist auf S. 161 f. beschrieben.)

Kimberlin, R. H. (1991) An overview of bovine spongiform encephalopathy. *Dev. Biol. Stand.* 75:75–82

Prempeh, H., Smith, R., und Muller, B. (2001) Foot and mouth disease: the human consequences. *BMJ* 322:5656

Taylor, D. M., Fraser, H., McConnell, I., Brown, D. A., Brown, K. L., Lamza, K. A., und Smith, G. R. A. (1994) Decontamination studies with the agents of bovine spongiform encephalopathy and scrapie. *Arch. Virol.* 139:313–326

USDA (United States Department of Agriculture): siehe www.usda.gov

Venters, G. A. (2001) New variant Creutzfeldt-Jakob disease: the epidemic that never was. *BMJ* 323:858–861

Wilesmith, J. W., Wells, G. A. H., Ryan, J. B. M., Gavier-Widen, D., und Simmons, M. M. (1997) A cohort study to examine maternally-associated risk factors for bovine spongiform encephalopathy. *The Vet Record* 141:239–243

2 Wichtige Anliegen und einschneidende Ereignisse

Alaluusua, S., Lukinmaa, P.-L., et al. (1993) Exposure to 2,3,7,8–tetrachlorodibenzo-para-dioxin leads to defective dentin formation and pulpal perforation in rat incisor tooth. *Toxicology* 8:1–13

Alaluusua, S., Lukinmaa, P.-L., et al. (1996) Polychlorinated dibenzo-p-dioxins and dibenzofurans via mother's milk may cause developmental defects in the child's teeth. *Environ. Toxicol. Pharmacol.* 1:193–197

Alaluusua, S., Lukinmaa, P.-L., et al. (1999) Developing teeth as biomarker of dioxin exposure. *Lancet* (16. Januar) 353:206 (Zusammenfassung der Studie in einem »Research letter«)

Allan, B. B., Brant, R., Seidel, J. E., und Jarrel, J. F. (1997) Declining sex ratios in Canada. *Can. Med. Assoc. J.* 156:37–41

Astolfi, P., und Zonta, L. A. (1999) *Hum. Reprod.* 14(12):3116–3119

Auger, J., Kunstmann, J. M., Czyglik, F., und Jouannet, P. (1995) Decline in semen quality among fertile men in Paris during the past 20 years. *N. Engl. J. Med.* 332:281–285

Brown, C., Heitkamp, M., et al. (1981) Niacin reduces paraquat toxicity in rats. *Science* 212:1510–1511

Chkraborty, D., Bhattacharya, A., et al. (1978) Biochemical studies of polychlorinated biphenyl toxicity in rats: manipulation by vitamin C. *Int. J. Vitamin Nutr. Res.* 48:22–31

Clark, D., und Prouty, R. (1997) Experimental feeding of DDE and PCB to female big brown bats. *J. Toxicol. Environ. Health* 2:917–928

Davis, D. L., Gottlieb, M. B., und Stampnitzky, J. R. (1998) Reduced ratio of male to female births in several industrial countries. A sentinel health indicator? *JAMA* 279:1018–1023

deFreitas, A., und Norstrom, R. (1974) Turnover and metabolism of polychlorinated biphenyls in relation to their chemical structure and the movement of lipids in pigeons. *Can. J. Physiol.* 52:1080–1094

Dimich-Ward, H., Hertzman, C., et al. (1998) Reproductive effects of paternal exposure to chlorophenate wood preservatives in the sawmill industry. *Scan. J. Work Environ. Health* 24(5):416

Feitosa, M. F., und Krieger, H. (1992) Demography of the human sex ratio in some Latin American countries, 1967–1986. *Hum. Biol.* 64:523–530

Forman, D., und Moller, H. (1994) Testicular cancer. *Cancer Surv.* 19–20:323–341

Garcia-Rodriguez, J., Garcia-Martin, M., et al. (1996) Exposure to pesticides and cryptorchidism: geographical evidence of a possible association. *Environ. Health Perspect.* 104:394–399

Hassold, T., Quillen, S. D., und Yamane, J. A. (1983) Sex ratio in spontaneous abortions. *Ann. Hum. Genet.* 47:39–47

Huisman, M., Koopman-Esseboom, C., et al. (1995) Neurological condition in 18–month-old children perinatally exposed to polychlorinated biphenyls and dioxins. *Early Human Development* 43:165–176

Infante-Rivard, C., und Sinnett, D. (1999) Preconceptional paternal exposure to pesticides and increased risk of childhood leukaemia. *Lancet* 354:1819 (Brief)

Jackson, M. B. (1988) John Radcliffe Hospital cryptorchidism research group: the epidemiology of cryptorchidism. *Horm. Res.* 30:153–156

Jacobson, J. L., und Jacobson, S. W. (1996) Intellectual impairment in children exposed to polychlorinated biphenyls in utero. *N. Engl. J. Med.* 355(11):783–789

Jacobson, J. L., und Jacobson, S. W. (2001) Postnatal exposure to PCBs and childhood development. *Lancet* 358:1568–1569

Krstevska-Konstantinova, M., Charlier, C., Craen, M., Du Caju, M., Heinrichs, C., de Beaufort, C., Plomteux, G., und Bourguignon, J. P. (2001) Sexual precocity after immigration from developing countries to Belgium: evidence of previous exposure to organochlorine pesticides. *Hum. Reprod.* 16(5):1020–1026

Lambert, G., und Brodeur, J. (1976) Influence of starvation and hepatic microsomal enzyme induction of the mobilization of DDT residues in rats. *Tox. App. Pharm.* 36:111

Marcus, M., Kiely, J., McGeehin, M., und Sinks, T. (1998) Changing sex ratio in the United States, 1969–1995. *Fertil. Steril.* 70(2):270–273

Mizuno, R. (2000) The male/female ratio of fetal deaths and births in Japan. *Lancet* 356:738–739

Mocarelli, P., Brambilla, P., et al. (1996) Change in sex ratio with exposure to dioxin. *Lancet* 348:409

Mocarelli, P., Gerthoux, P. M., et al. (2000) Paternal concentrations of dioxin and sex ratio of offspring. *Lancet* 355:1858–1863

Moller, H. (1996) Change in male-female ratio among newborn infants in Denmark. *Lancet* 348:828–829

Nelson, B. K., Moorman, W. L., und Shrader, S. M. (1996) Review of experimental male-mediated behavioral and neurochemical disorders. *Neurotoxicol. Teratol.* 18(6):611–616

Olshan, A. F., und Faustman, E. M. (1993) Male mediated developmental toxicity. *Annual Rev. Public Health* 14:159–181

Paulozzi, L. J., Erickson, D., und Jackson, R. J. (1997) Hypospadias trends in two US surveillance systems. *Pediatrics* 100:831

Primal Health Research (1999a) Rundbrief. Frühjahr, 6(4)

Primal Health Research (1999b) Rundbrief. Herbst, 7(2)

Sever, L. E. (1995) Male mediated developmental toxicity. *Epidemiology* 6:573–574

Sharpe, R. M., und Skakkebaek, N. E. (1993) Are estrogens involved in falling sperm counts and disorders of the male reproductive tract? *Lancet* 341:1392–1395

Stowe, C., und Plaa, G. (1958) Extrarenal excretion of drugs and chemicals. *Am. Rev. Pharmacol.* 8:337–356

Tielemans, E., Van Kooij, R., et al. (1999) Pesticide exposure and decreased fertilisation rates in vitro. *Lancet* 354:484–485

van der Pal-de Bruin, K. M. (1997) Change in male-female ratio among newborn babies in the Netherlands. *Lancet* 349:62

Vartiainen, T., Kartovaara, L., und Tuomisto, J. (1999) Environmental chemicals and changes in sex ratio: analysis over 250 years in Finland. *Environ. Health Perspect.* 107:813–815

Walkowiak, J., Wiener, J. A., Fastenbend, A., et al. (2001) Environmental exposure to polychlorinated biphenyls and quality of the home environment: effects on psychodevelopment in early childhood. *Lancet* 358:1602–1607

Wiemmels, J. L., Gazzaniga, G., et al. (1999) Prenatal origin of acute lymphoblastic leukemia in children. *Lancet* 354:1499–1503

Wirth, A., Schlierf, G., und Schelter, G. (1979) Physical activity and lipid metabolism. *Klin. Wochenschr.* 57:1105–1201

3 Quelle und Ziel

Blanchette, I., und Dunbar, K. (1999) Memory for analogies and analogical inferences. In: *Proceedings of the Twenty First Annual Meeting of the Cognitive Science Society.* Hillsdale, NJ: Erlbaum, S. 73–77

Blanchette, I., und Dunbar, K. (2000) How analogies are generated: the roles of structural and superficial similarity. *Memory & Cognition* 28:108–124

Dunbar, K. (1997) How scientists think: online creativity and conceptual change in science. In: Ward, T. B., Smith, S. M., und Vaid, S. (Hg.) *Conceptual Structures and Processes: Emergence, Discovery and Change.* Washington DC: APA Press (1999 auch auf Japanisch veröffentlicht)

Dunbar, K. (1999) The scientist invivo: how scientists think and reason in the laboratory. In: Magnani, L., Nersessian, N., und Thagard, P. *Model-based Reasoning in Scientific Discovery.* New York: Plenum, S. 89–98

Dunbar, K., und Baker, L. M. (1994) Goals, analogy, and the social constraints of scientific discovery. *Brain & Behavioral Sciences* 17:538–539

Gentner, D., Holyoak, K. J., und Kokinov, B. (Hg.) (2000) *Analogy: Perspectives from Cognitive Science.* Cambridge, MA: MIT Press

Holst, Glendon (2001) There is no Aha! in brute force search (A CPSC 449 Honours Thesis). Department of Computer Science, University of British Columbia. Siehe http://www.sfu.ca/~gholst/HonoursThesis/thesis.html

Schunn, K., und Dunbar, K. (1996) Priming, analogy and awareness in complex reasoning. *Memory and Cognition* 24:271–284

Usha, Goswami (1998) *Cognition in Children.* Hove: Psychology Press

4 Ähnlichkeiten

Carter, Jenny, und Duriez, Thereze (1986) *With Child. Birth through the Ages.* Edinburgh: Mainstream

Donnison, Jean (1977) *Midwives and Medical Men.* London: Heinemann

McNetting, Robert (1993) *Smallholders, Householders.* Stanford: Stanford University Press

Odent, Michel (1992) *The Nature of Birth and Breastfeeding.* London: Bergin and Garvey

Wertz, Richard, und Wertz, Dorothy (1989) *Lying-in: A History of Childbirth in America.* New Haven: Yale University Press

5 Begeisterung

Abramsky, L., Botting, B., Chapple, J., und Stone, D. (1999) Has advice on periconceptional folate supplementation reduced neural-tube defects? *Lancet* 354:998

Jordan, Miriam (2001) Routine surgery: for Brazilian women, cesarean sections are surprisingly popular. *Wall Street Journal*, 14. Juni

Leavitt, Judith Walzer (1986) *Brought to Bed: Childbearing in America.* New York: Oxford University Press

Mathers, C. D., Sadana, R., Salomon, J. A., Murray, C. J. L., und Lopez, A. D. (2001) World Health Report 2000: Healthy life expectancy in 191 countries. *Lancet* 357:1685–1691

6 Vergesst sie nicht!

Conford, Philip (2001) *The Origins of the Organic Movement*. Edinburgh: Floris Books

Gaskin, Ina May (2001) *Spiritual Midwifery*. 4. Auflage. Summertown, TN: The Book Publishing Company (*Spirituelle Hebammen – faszinierende Geburtserlebnisse*. München: Hugendubel, 1989)

Leboyer, Frederick (1974) *Pour une naissance sans violence*. Paris: Le Seuil (*Der sanfte Weg ins Leben*. München: Desch, 1974; erweiterte Neuausgabe: *Geburt ohne Gewalt*. München: Kösel, 1981. Zitate von S. 138, 140 und 47)

McCarrison, Robert (1961) *Nutrition and Health*. London: Faber and Faber

Reich, Wilhelm (1953) *The Murder of Christ*. New York: Farrar, Straus and Giroux. (Dt. Übersetzung: *Christusmord*. Olten, Freiburg im Breisgau: Walter, 1978)

Reich, Wilhelm (1983) *Children of the Future*. (Sammlung von Schriften Reichs über Kinder) New York: Farrar, Straus and Giroux

Wrench, Guy Theodore (1972) *The Wheel of Health*. New York: Shocken Books (Nachdruck der Ausgabe von 1938)

7 Alternativbewegungen: Natürliche Geburt und ökologische Landwirtschaft

Balfour, Eve (1943) *The Living Soil and The Haughley Experiment*. New York: Universe Books

Carson, Rachel (1962) *Silent spring*. Boston: Houghton Mifflin (*Der stumme Frühling*. München: Biederstein, 1962)

Dick-Read, Grantly (1933) *Natural Childbirth*. London: Heinemann

– (1944) *Childbirth without Fear*. London: Harper and Brothers (*Mutterwerden ohne Schmerz. Die natürliche Geburt*. Hamburg: Hoffmann und Campe, 1950)

Wharton, Edith (1927) *Twilight Sleep*. New York: D. Appleton (*Die oberen Zehntausend*. Berlin: Zsolnay, 1931. Zitat von S. 21)

8 Welche Katastrophe liegt vor uns?

Bookchin, Murray (1980) *Towards an Ecological Society*. Montréal: Black Rose Books

Cnattingius, S., Hultman, C. M., Dahl, M., und Sparen, P. (1999) Very preterm birth, birth trauma, and the risk of anorexia nervosa among girls. *Arch. Gen. Psychiatry* 56:634–689

Forssman, H., und Thuwe, I. (1981) Continued follow-up study of 120 persons born after refusal of application for therapeutic abortion. *Acta Psychiatr. Scand.* 64:142–149

Hattori, R., et al. (1991) Autistic and developmental disorders after general anaesthesic delivery. *Lancet* (1. Juni) 337:1357–1358

Huttunen, M., und Niskanen, P. (1978) Prenatal loss of father and psychiatric disorders. *Arch. Gen. Psychiatr.* 35:429–431

Jacobson, B., und Bygdeman, M. (1998) Obstetric care and proneness of offspring to suicide as adults: case control study. *BMJ* 317:1346–1349

Jacobson, B., und Nyberg, K. (1990) Opiate addiction in adult offspring through possible imprinting after obstetric treatment. *BMJ* 301:1067–1070

Jacobson, B., Nyberg, K., et al. (1987) Perinatal origin of adult self destructive behaviour. *Acta Psychiatr. Scand.* 76:364–371

Kubicka, L., Matejcek, Z., et al. (1987) Children from unwanted pregnancies in Prague, Czech Republic, revisited at age thirty. *Acta Psychiatr. Scand.* 91:361–369

Lynskey, M., Degenhardt, L., und Hall, W. (2000) Cohort trends in youth suicide in Australia 1964–1997. *Aust. NZ J. Psychiatry* (Juni) 34(3):408–412

Myhram, A., Rantakallio, P., et al. (1996) Unwantedness of a pregnancy and schizophrenia of a child. *Br. J. Psychiatr.* 169:637–640

Nyberg, K., Buka, S. L., und Lipsitt, L. P. (2000) Perinatal medication as a potential risk factor for adult drug abuse in a North American cohort. *Epidemiology* 11(6):715–716

Odent, Michel (1986) *Primal Health.* London: Century Hutchinson (*Von Geburt an gesund. Was wir tun können, um lebenslange Gesundheit zu fördern.* Aus dem Englischen. München: Kösel, 1989)

Odent, M. (2000) Between circular and cul-de-sac epidemiology. *Lancet* 355:1371

Raine, A., Brennan, P., und Medink, S. A. (1994) Birth complications combined with early maternal rejection at age 1 year predispose to violent crime at 18 years. *Arch. Gen. Psychiatry* 51:984–988

Salk, L., Lipsitt, L. P., et al. (1985) Relationship of maternal and perinatal conditions to eventual adolescent suicide. *Lancet* (16. März) 624–627

Tinbergen, Niko, und Tinbergen, Elisabeth A. (1983) *Autistic Children.* London: Allen and Unwin (*Autismus bei Kindern.* Berlin/Hamburg: Paul Parey, 1984)

9 Die Liebe als Forschungsgegenstand

Odent, Michel (2001) *The Scientification of Love.* 2. Auflage. London: Free Association Books (*Die Wurzeln der Liebe.* Düsseldorf: Walter, 2001)

Pedersen, C. A., und Prange, J. R. (1979) Induction of maternal behavior in virgin rats after intracerebroventricular administration of oxytocin. *Pro. Natl Acad. Sci.* 76:6661–6665

10 Bienen

Amyes, Sebastian G. B. (2001) *Magic Bullets, Lost Horizons: The Rise and Fall of Antibiotics.* New York: Taylor & Francis

Darwin, Charles (1979) *Fertilisation of Orchids by Insects.* Stanfordville, N.Y.: E. M. Coleman

Delaplane, Keith S., und Mayer, Daniel F. (2000) *Crop Pollination by Bees.* New York: CABI Publishing

Gorbach, S. L. (2001) Antimicrobial use in animal feed – time to stop. *N. Engl. J. Med.* 345:1202–1203

McDonald, L. C., Rossiter, S., et al. (2001) Quinupristin-Dalfopristin resistant enterococcus faecium on chicken and in human stool specimens. *N. Engl. J. Med.* 345:1155–1160

White, D. G., Zhao, S., et al. (2001) The isolation of antibiotic resistant salmonella from retail ground meats. *N. Engl. J. Med.* 345:1147–1154

11 Vorgänge während des Einschlafens und während der Wehen

Odent, M. (1990) Position in delivery. *Lancet* (12. Mai) 335(8698):1166

Odent, M. (1996) Knitting needles, cameras and electronic fetal monitors. *Midwifery Today* (Frühjahr) 37:14–15

Odent, M. (1997) Preparing for the post-electronic birthing age. *Midwifery Today* (Herbst) 43:19–20

Odent, M. (1998a) Active versus expectant management of third stage of labour. *Lancet* (30. Mai) 351(9116):1659

Odent, M. (1998b) Don't manage the third stage of labour! *Pract. Midwife* (1. Sept.) 9:31–33

Odent, M. (2000) Insights into pushing: the second stage as a disruption of the fetus ejection reflex. *Midwifery Today* (Herbst) 55:12

Odent, M. (2001) New reasons and new ways to study birth physiology. *Int. J. Gynecol. Obstet.* (Nov.) 75(Beiheft 1):39–45

12 Ist das Einbeziehen des Vaters in den Geburtsprozess gefährlich?

Odent, M. (1986) The world of men and the world of women. In: *Primal Health*, London: Century Hutchinson (*Von Geburt an gesund*. München: Kösel, 1989)

16 Vor dem Jahr 2034 ein Baby bekommen

Gordon, N. P., Walton, D., et al. (1999) Effects of providing hospital-based doulas in health maintenance organization hospitals. *Obstet. Gynecol.* 93(3):422–460

Kennell, J., Klaus, M., et al. (1991) Continuous emotional support during labor in a US hospital. *JAMA* 265:2197–2201

17 Vor dem Jahr 2034 als Hebamme oder Geburtshelfer tätig sein

Berkowitz, R. L. (1993) Should every pregnant woman undergo ultrasonography? *N. Engl. J. Med.* 329:874–875

Bucher, H. C., und Schmidt, J. G. (1993) Does routine ultrasound scanning improve outcome in pregnancy? Meta-analysis of various outcome measures. *BMJ* 307:13–17

Curtis, S., et al. (1995) Pregnancy effects of non-proteinuric gestational hypertension. SPO Abstracts. *Am. J. Obst. Gynecol.* 418:376

Ewigman, B. G., Crane, J. P., et al. (1993) Effect of prenatal ultrasound screening on perinatal outcome. *N. Engl. J. Med.* 329:821–827

Garn, S. M., et al. (1981) Maternal hematologic levels and pregnancy outcome. *Semin. Perinatol.* 5:155–162

Hygieia: siehe http://www.freestone.org/hygieia/index.html

Jarrett, R. J. (1993) Gestational diabetes: a non-entity? *BMJ* 306:37–38

Jarrett, R. J., Castro-Soares, J., Dornhorst, A., und Beard, R. (1997) Should we screen for gestational diabetes? *BMJ* 315:736–739

Kilpatrick, S. (1995) Unlike pre-eclampsia, gestational hypertension is not associated with increased neonatal and maternal morbidity except abruption. SPO abstracts. *Am. J. Obstet. Gynecol.* 149:376

Koller, O., Sandvei, R., und Sagen, N. (1980) High hemoglobin levels during pregnancy and fetal risk. *Int. J. Gynaecol. Obstet.* 18:53–56

Naeye, E. M. (1981) Maternal blood pressure and fetal growth. *Am. J. Obstet. Gynecol.* 141:780–787

Steer, P., Alam, M. A., Wadsworth, J., und Welch, A. (1995) Relation between maternal haemoglobin concentration and birth weight in different ethnic groups. *BMJ* 310:489–491

Symonds, E. M. (1980) Aetiology of pre-eclampsia: a review. *J. R. Soc. Med.* 73:871–875

Villar, J., Ba'aqueel, H., et al. (2001) WHO antenatal care randomized trial for the evaluation of a new model of routine antenatal care. *Lancet* 357:1551–1564

Von Dadelszen, P., Ornstein, M. P., et al. (2000) Fall in mean arterial pressure and fetal growth restriction in pregnancy hypertension: a meta-analysis. *Lancet* 355:87–92

Register

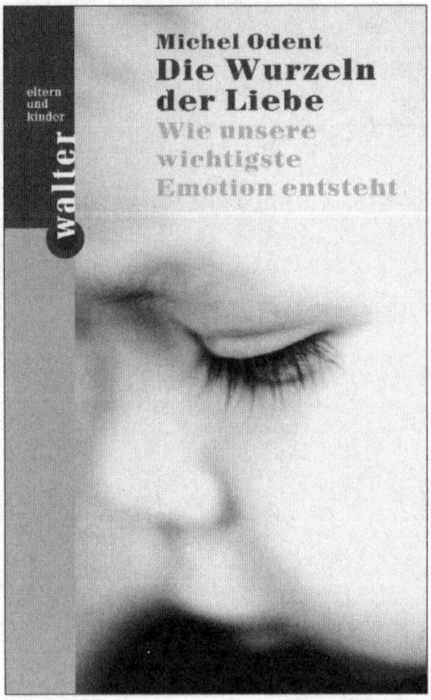

Michel Odent
Die Wurzeln der Liebe
Wie unsere wichtigste Emotion entsteht
176 Seiten
Gebunden mit Schutzumschlag
ISBN 3-530-42157-X

Wie lernt der Mensch zu lieben? Eine kurze, entscheidende Phase unmittelbar nach der Geburt ist es letztlich, so Odent, die unsere Liebesfähigkeit prägt. Er entwirft ein faszinierendes multidisziplinäres – auf Biochemie, Biologie, Verhaltensforschung und Anthropologie basierendes – Modell unserer wichtigsten Emotion. Prototyp der menschlichen Liebe ist die mütterliche Liebe zum Neugeborenen. Odent macht in überzeugender Weise deutlich, warum unsere Liebesfähigkeit gerade im Hinblick auf eine durch Gewalt und Destruktivität bedrohte Zivilisation zur Überlebensstrategie der Menschheit schlechthin werden muss.

Walter

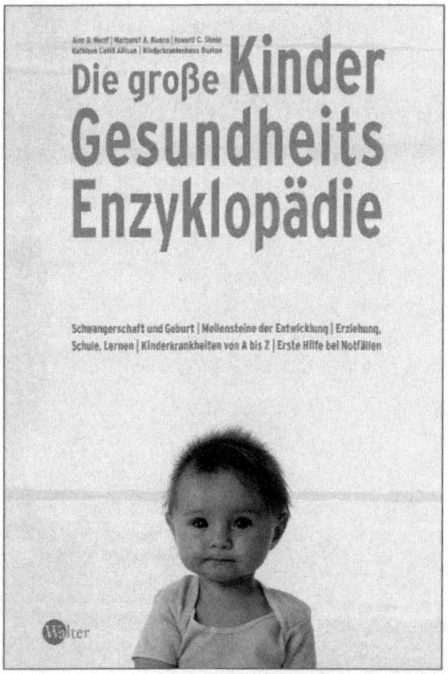

Alan D. Woolf /
Howard C. Shane /
Margaret A. Kenna
(Hrsg.)
Die große Kinder-Gesundheits-enzyklopädie
848 Seiten mit
ca. 190 s/w-Abb.
Gebunden mit
Schutzumschlag
ISBN 3-530-40150-1

Dieses Buch bietet umfassend und gut strukturiert alle medizinischen, psychologischen und praktischen Informationen, die Eltern für die Erziehung gesunder Kinder benötigen. Neben der detaillierten Schilderung der Entwicklungsschritte und möglicher Probleme behandelt es die Krankheiten von Kindern. Ein »Notfallkasten« beschreibt die wichtigsten Sofortmaßnahmen.
Das Buch geht auf die neuesten Richtlinien zur Ernährung und auf praktische Fragen der Sicherheit oder Gesundheitsvorsorge genauso ein wie auf Fragen der Erziehung.

Walter